Dr. med. Omar Zabar und Sandra Kohlmann

Wenn der Körper zum Übersetzer wird

Dr. med. Omar Zabar und Sandra Kohlmann

Wenn der Körper zum Übersetzer wird

Redewendungen und Krankheitsbilder richtig deuten

Telemach-Verlag

Bibliografische Information der Deutschen Nationalbibliothek
Die Deutsche Nationalbibliothek verzeichnet diese Publikation in der Deutschen Nationalbibliografie; detaillierte bibliografische Daten sind im Internet über http://dnb.d-nb.de abrufbar.

2. Auflage

Königsberger Str. 16, 55218 Ingelheim am Rhein

Lektorat: Marie Schumacher, Leipzig
Korrektorat: Deniz S. Özdemir, Mainz
Umschlaggestaltung: Nadine Nagel, Mainz
Satz und Layout: Marie Schumacher, Leipzig
Autorenfotos: Silja Louisa Behrendt, Staudernheim (O. Zabar), Christian Schrader, Mainz (S. Kohlmann)
Avatare: Karen Borberg, Meisenheim
Druck und Bindung: Azymut, Warschau, Polen

ISBN: 978-3-98641-147-3

www.telemach-verlag.de

Für Neslihan

Der Körper ist der Übersetzer
der Seele ins Sichtbare

Christian Morgenstern (1871-1914)

Inhaltsverzeichnis

Kapitel 1
Ein Wort vorweg

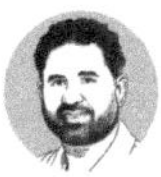

Hat Ihnen schon einmal ein Ereignis komplett »den Boden unter den Füßen weggezogen«? Und sind Sie danach wieder vollständig »auf die Beine gekommen« – oder hatten Sie in ähnlichen Situationen auch später noch »weiche Knie«? Vielleicht sind Sie aber auch eher ein Mensch, der seine »Probleme auf dem Rücken austrägt« oder dem enge Fristen »im Nacken sitzen«. In welcher dieser Redensarten auch immer Sie sich wiedererkennen: Sie sind damit in bester Gesellschaft. Aber haben Sie sich schon einmal gefragt, warum Sie ausgerechnet Rückenbeschwerden haben, wenn Ihnen redensartlich etwas »an die Nieren geht«, oder sich mit der Frage beschäftigt, weshalb Sie plötzlich morgens mit Schmerzen im Kiefer aufwachen, wenn Sie sich mit einer Situation »nur zähneknirschend abfinden« können? Nein? Dann können wir Sie nur ermuntern: Tun Sie es, fragen und hinterfragen Sie!

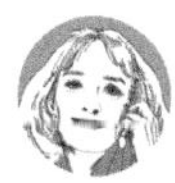

Die Art, wie wir unsere Sprichwörter und Redewendungen gebrauchen, macht sie zu einem Spiegel unserer Psyche. Wir können daraus eine Menge lernen, aber wir schauen uns dieses Spiegelbild leider viel zu selten an. Wenn wir allerdings genauer hinsehen, können wir erkennen, wie viel mehr hinter der Aussage von Christian Morgenstern steckt: Durch unsere Schmerzen und Beschwerden wird der Körper im wahrsten Sinne zum Übersetzer dessen, was sich in unserer Psyche abspielt. Er macht es spürbar und sichtbar. Der Körper sendet SOS – ein Warnsignal dafür, dass es unter unserer körperlichen Oberfläche etwas gibt, mit dem wir uns dringend auseinandersetzen sollten. Indem wir unsere Beschwerden – meist unwillkürlich – mit der Hilfe von Redewendungen beschreiben, geben wir uns selbst (und unseren Ärzten) eigentlich schon Hinweise darauf, welche Zusammenhänge zwischen Körper und Psyche ursächlich sein können. Denn in unserer Sprache steckt oft weit mehr Aussagekraft über unseren Körper, als uns bewusst ist. Und genau dieses Bewusstsein wollen wir mit diesem Buch schaffen. Sowohl bei Patienten als auch bei Ärzten.

Bevor wir nun mit Ihnen durch Körper und Sprache reisen, erzählen wir Ihnen einleitend etwas über uns und darüber, wie und warum dieses Buch entstanden ist. Auch ein paar theoretische Grundlagen aus der Sprachwissenschaft und der Medizin geben wir Ihnen vorab an die Hand, da sie das Verständnis erleichtern.

Wenn Sie jedoch lieber gleich in medias res einsteigen wollen, blättern Sie am besten direkt zu dem ersten der zehn Hauptkapitel, in denen wir medizinische Fallgeschichten diskutieren. Einen Einblick in unsere persönlichen Gespräche während der Behandlungen, die unsere Inspiration für dieses Buch waren, geben wir Ihnen in den Zwischenspielen »Neulich in der Praxis«.

Um den jeweiligen Redeanteil zu deutlich zu kennzeichnen, haben wir unsere Avatare neben unsere Abschnitte gesetzt und zusätzlich eine leicht veränderte Schriftart gewählt.

Kapitel 2
Wer wir sind … und wer wir nicht sind

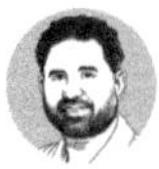

Herzlich willkommen in unserer Sprech-Stunde! Auch wenn Sie gerade nicht beim Arzt sind. Jedenfalls hoffen wir sehr, dass Sie momentan nicht in einem vollen Wartezimmer zwischen der krumm gewachsenen Topfpflanze und dem Wasserspender sitzen. Und was Sie hier lesen, ist auch kein abgegriffenes Klatschmagazin. Nein, im Idealfall relaxen Sie gerade gemütlich in Ihrem Liegestuhl und genießen die wärmenden Sonnenstrahlen oder Sie entspannen mit Tee und Kerzen auf Ihrer Couch. Aber egal, wo Sie sich zurzeit befinden – Ihr Befinden ist hoffentlich bestens. Umso schöner ist es, dass wir Sie beim Entspannen begleiten dürfen. Oder vielmehr: Wir freuen uns, dass Sie uns begleiten möchten. Wir nehmen Sie mit in eine eher außergewöhnliche Sprech-Stunde: Sie werden die Gelegenheit haben, einem etwas anderen Arzt-Patienten-Gespräch zu lauschen.

Aber halt, wir sind unhöflich. Vielleicht sollten wir uns erst einmal vorstellen:

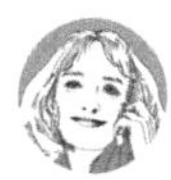

Dr. med. Omar Zabar hat palästinensische Wurzeln und ist Mediziner, genauer gesagt Orthopäde und Unfallchirurg. Aus dem kleinen Jungen, der schon immer davon geträumt hat, Arzt zu werden, ist nach diversen Stationen in Hessen und Nordrhein-Westfalen der Chefarzt der Asklepios Katharina-Schroth-Klinik in Bad Sobernheim geworden, wo er sich mit großer Hingabe um das Wohl seiner Patienten kümmert. Daneben betreibt er seine orthopädische Praxis in Frankfurt, in der ich ihn kennengelernt habe.

Dr. Zabar ist ein auffallend guter Zuhörer. Vermutlich gibt es hierfür zwei Gründe, die sich wunderbar ergänzen: Er ist einerseits fasziniert von unserer Sprache und davon, was wir mit ihr alles ausdrücken können. Andererseits wurde ihm im Laufe der Zeit immer stärker bewusst, dass sich viele Beschwerden seiner Patienten deutlich klarer darstellen, wenn man die Betroffenen nicht nur körperlich untersucht, sondern auch das wahrnimmt, was sie über ihre körperlichen

Beschwerden hinaus von sich erzählen. Womit wir eigentlich schon beim Thema unseres Buches angekommen sind.

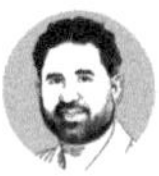

Stimmt. Aber erst noch zu Ihnen: Frau Kohlmann hat in Mainz das Licht der Welt erblickt. Bevor sie als Finanzübersetzerin in Frankfurt gelandet ist, absolvierte sie eine Ausbildung zur Fremdsprachenkorrespondentin in Wiesbaden – mit einem Abstecher in die Zirkus- und Artistenwelt – und ihr Übersetzerstudium mit wirtschaftswissenschaftlichem Schwerpunkt in Saarbrücken. Durch ihren nebenberuflichen Ausflug in die Welt der Fitnesstrainer ist ihr auch der menschliche Körper mit seinen Wehwehchen vertraut.

So kommt es, dass ich sie als Patientin kennengelernt habe, die medizinische Neugierde mitbringt und meine sprachwissenschaftlichen Fragen mit ihrem Fachwissen beantworten kann. Vermutlich haben wir deshalb gleich bei unserer ersten Begegnung in meiner Praxis eine angenehme und sehr heitere Unterhaltung bei der Behandlung geführt, in der wir uns auch beide sehr gut unterhalten gefühlt haben.

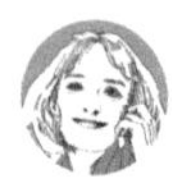

Ich glaube, jetzt wissen alle so in etwa, wer wir beiden Autoren sind. Aber vielleicht sollten wir noch kurz erläutern, wer beziehungsweise was wir nicht sind.

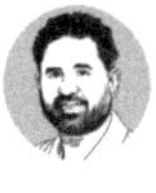

Das sollten wir. Wir sind keine Psychologen, Psychiater oder Psychotherapeuten, und wir sind natürlich auch nicht allwissend. In meinen über 20 Jahren Berufserfahrung, unter anderem in der psychosomatischen Grundversorgung und in diversen Fortbildungen in diesem Bereich, habe ich jedoch die eine oder andere wertvolle Erfahrung sammeln können.

Unsere Beschreibungen in diesem Buch sind in erster Linie Beobachtungen, die wir in unserer jeweiligen beruflichen Praxis oder im Privatleben bisher machen konnten. Wir ordnen diese Beobachtungen in den Kontext dessen ein, was wir kennen, wissen oder im Laufe der Zeit gelernt haben, und haben uns natürlich auch in der Literatur oder bei Kollegen umgeschaut und umgehört. Unsere Schilderungen mögen daher durchaus als Denkanstoß dienen und vielleicht auch den einen oder anderen Aha-Effekt auslösen, aber sie sollen und können auf keinen Fall eine Diagnose oder Therapie der entsprechenden Experten ersetzen.

Kapitel 3
Warum wir schreiben

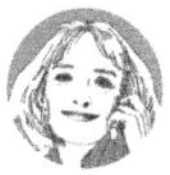

Unsere ersten Begegnungen fanden als Arzt und Patientin statt. Wie das eben so üblich ist, schilderte ich zu Beginn des Gesprächs meine Beschwerden. Und weil unsere Sprache nun einmal sehr bildhaft ist, verwendete ich dabei diverse Redewendungen und Metaphern. Okay, vielleicht lag das auch ein wenig daran, dass ich von Beruf aus ein sprachaffiner Mensch bin und hin und wieder gerne etwas geschwollen daherrede.

Überraschenderweise löste meine Wortwahl in diesem Fall jedoch kein verständnisloses Hochziehen der Augenbrauen aus, sondern echtes Interesse – nicht nur medizinischer, sondern auch sprachlicher Natur. Im Laufe unserer weiteren Gespräche stellten wir fest, dass es genau diese Redewendungen sind, die wir faszinierend finden. Oftmals geben sie schon Aufschluss über die Beschwerden des Patienten, ohne dass sich der Arzt, und vielleicht auch der Patient selbst, dessen immer bewusst sind. Deswegen wollen wir die Bilder, die wir in unserer Sprache tagtäglich verwenden, in diesem Buch auf Herz und Nieren prüfen und sie aus Arzt- und Patientensicht durchleuchten. Mal sehen, ob wir da ohne Röntgengerät auskommen.

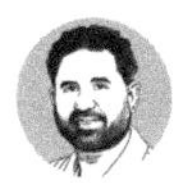

Das funktioniert häufiger, als man erwarten würde, insbesondere wenn man den Patienten als Menschen sieht, der mehr ist als nur die Summe seiner Beschwerden. Natürlich ist uns bewusst, dass nicht jede Frozen Shoulder (Schultersteife) dadurch verursacht wird, dass uns ein Freund plötzlich »die kalte Schulter« zeigt. Und auch nicht jeder Patient mit einem Hörsturz »will von seinen Problemen nichts mehr hören«. Selbstverständlich gibt es für diese und andere Beschwerden auch Ursachen, die in keinem Zusammenhang zu unseren Redewendungen stehen.

Mit unseren Schilderungen in diesem Buch wollen wir lediglich Situationen beschreiben, in denen uns solche Zusammenhänge aufgefallen sind. Vielleicht können wir so dazu beitragen, dass der eine

oder andere Arzt im Gespräch mit seinem Patienten innehält, wenn er dessen Vorgeschichte hört, und an einer bestimmten Stelle noch einmal gezielt nachfragt. Möglicherweise erkennt sich auch der eine oder andere Patient, der dieses Buch liest, in einer unserer Geschichten wieder, und es wird ihm bewusst, dass sein Orthopäde zwar die Symptome seiner Rückenschmerzen behandeln kann, eine vollständige Heilung aber unwahrscheinlich ist, wenn er sich weiterhin im Job »den Buckel krumm schuftet«.

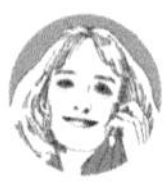

Bevor wir nun in unser Thema einsteigen, sei uns allerdings noch eine Bemerkung erlaubt: Die medizinischen Fälle, die wir in diesem Buch schildern, sind real. Die Personen, denen wir sie zuschreiben, entstammen jedoch weitestgehend unserer Fantasie. Auf diese Weise wollen wir die medizinischen Aspekte der Geschichten für möglichst viele Menschen erlebbar und nachempfindbar machen, während wir gleichzeitig die Anonymität der Betroffenen wahren. Aus diesem Grund beschreiben wir die medizinischen Zusammenhänge auch nicht in aller fachärztlichen Detailtiefe, sondern schildern sie vielmehr in einer vereinfachten, aber dadurch verständlicheren Form. Es geht uns um die dahinterstehenden Fragen: Wie genau werden eigentlich die psychischen Belastungen, denen wir tagtäglich ausgesetzt sind, zu einer physischen Last für unseren Körper? Welche Zusammenhänge und Vorgänge gibt es in der Psychosomatik, die, wenn man sie bei Licht betrachtet, hier für die eine oder andere Erleuchtung sorgen können?

Zu guter Letzt haben wir noch einen Hinweis in eigener Sache: Wir sind uns der häufig fehlenden oder doch zumindest mangelnden Gleichberechtigung der Geschlechter durchaus bewusst. Als Übersetzerin mit den Arbeitssprachen Deutsch und Englisch würde man ein solches Buch am liebsten in englischer Sprache verfassen, um der Genderproblematik des Deutschen so weit wie möglich aus dem Weg zu gehen, ohne ignorant zu wirken. Wir haben uns dennoch für ein Buch auf Deutsch entschieden. Aber, liebe Leserinnen und Leser, wir haben uns auch dafür entschieden, in diesem Buch auf Gendersternchen, Doppelnennungen, Binnenmajuskeln oder ähnliche sprachliche

Krücken zu verzichten. Denn wie die Gehhilfen für unsere körperlichen Gebrechen mögen diese Konstrukte zwar dafür sorgen, dass man das tun (beziehungsweise ausdrücken) kann, was man beabsichtigt, sie sind und bleiben jedoch sperrig und unhandlich. Bis diese Hilfsmittel in der Medizin und der Sprache so weit sind, dass man sich mit ihnen auf einfache Weise elegant durchs Leben oder einen Text bewegen kann, wird es wohl noch eine Weile dauern. Wenn wir also in unserem Buch bei Personenbezeichnungen und personenbezogenen Hauptwörtern zugunsten der besseren Lesbarkeit auf die Nennung der jeweils weiblichen Sprachform verzichten und nur das generische Maskulinum verwenden, sind selbstverständlich immer Angehörige aller Geschlechter gemeint. Es bedeutet nicht, dass wir uns der Genderthematik verschließen. Es war uns einfach wichtig, ein Buch zu schreiben, an dem Sie hoffentlich auch ohne sprachliche Krücken Freude haben.

Kapitel 4
Was wir sagen … und was wir meinen

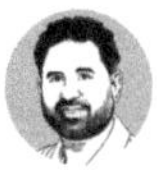

Wenn ich meinen Patienten von unserem Buch erzähle, werde ich meistens als Erstes gefragt: »Was haben denn Redewendungen oder Sprichwörter mit Medizin zu tun?« Ganz offensichtlich ist der Zusammenhang im ersten Moment nicht, aber diese beiden Aspekte liegen tatsächlich dichter beieinander, als uns bewusst ist. Um die Beziehung zwischen unseren alltäglichen Sprachbildern und dem Körper zu verdeutlichen, gebe ich dann gerne ein paar Beispiele von Redewendungen, die ich in meiner Praxis immer wieder höre und die für mich bei der Diagnostik einen wichtigen Beitrag leisten. Aber bevor wir diese Zusammenhänge betrachten, sollten wir zunächst einen Schritt zurück machen und uns anschauen, was Redewendungen oder Sprichwörter eigentlich sind.

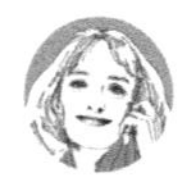

Dann lassen Sie uns doch mit dem Unterschied zwischen Sprichwörtern und Redewendungen anfangen. Lutz Röhrich und Wolfgang Mieder definieren Sprichwörter als »allgemein bekannte, festgeprägte Sätze, die eine Lebensregel oder Weisheit in prägnanter, kurzer Form ausdrücken«[1]. Wenn wir Sprichwörter von Redewendungen abgrenzen wollen, ist die Feststellung, dass es sich bei Sprichwörtern um »festgeprägte Sätze« handelt, ganz entscheidend. Redewendungen sind im Gegensatz zu Sprichwörtern flexibler, da sie offene, veränderbare Satzteile enthalten und wir sie unwillkürlich und intuitiv oder ganz bewusst an unsere jeweilige Redesituation anpassen können. »**Mir stehen die Haare zu Berge**« ist gemäß dieser Definition also eine Redewendung und kein Sprichwort, da sich hier sowohl die Perspektive des Sprechers als auch die Zeitform ändern können. Soll heißen: Mir können die Haare genauso zu Berge stehen wie Ihnen, und sie können uns gestern zu Berge gestanden haben oder uns morgen zu Berge stehen.

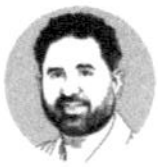

Ein Sprichwort wäre also »**Gut gekaut ist halb verdaut!**« oder auch »**Abwarten und Tee trinken**«, weil wir diese Aussagen unverändert verwenden, ganz egal, in welcher Situation wir uns gerade befinden?

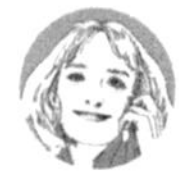

Ganz genau. In Sprichwörtern geht es häufig um unseren Körper. Vermutlich gibt es deswegen in der Parömiologie, der Lehre der Sprichwörter, eine eigene Gattung: die medizinischen Sprichwörter. »Das große Lexikon deutscher Gesundheitsregeln«[2], in dem Helmut Seidl unsere medizinischen Sprichwörter sammelt und wissenschaftlich betrachtet, hat in der Ausgabe von 2010 nicht umsonst stolze 517 Seiten. Einige der noch heute gebräuchlichen medizinischen Sprichwörter lassen sich bis weit in die Vergangenheit zurückverfolgen.

Redewendungen hingegen basieren weniger auf Weisheiten oder Gesundheitsregeln, sie sind von ihrer Art her eher als Sprachbilder zu verstehen. Die Semiotikerin und Autorin Dagmar Schmauks spricht in diesem Zusammenhang von »Körpermetaphern und Organsprache«: »Die psychosomatische Medizin geht von der These aus, daß körperliche Beschwerden und Krankheiten nicht zufällig auftreten, sondern daß jedes Organ(system) mit bestimmten seelischen Konflikten in Verbindung steht. Diese Möglichkeit, körperliche Zustände als Zeichen mit bestimmter Bedeutung zu sehen, wird ›Organsprache‹ genannt. Erstaunlich ähnliche Zusammenhänge werden von zahlreichen Metaphern ausgedrückt, die etwa sagen, daß einem etwas auf den Magen schlägt‹. Solche Metaphern werden ›Körpermetaphern‹ genannt, weil sie nicht wahrnehmbare emotionale Vorgänge in Begriffen beschreiben, die sonst wahrnehmbare Körpervorgänge betreffen.«[3]

Während also in Sprichwörtern unsere Wörter sprechen, können wir mit Redewendungen unsere Rede wenden, und zwar ziemlich flexibel. Wir können sie an unsere jeweilige Situation anpassen, weshalb wir sie schon allein aus diesem Grund sehr viel häufiger gebrauchen. Und auch wenn Redewendungen wie »**Mir schlottern die Knie**« auf den ersten Blick vielleicht gar nichts mit Medizin zu tun haben oder bestenfalls auf unsere Anatomie anspielen: Häufig steckt doch schon ein Quäntchen Diagnose darin – insbesondere wenn ausgerechnet ein ängstlicher Patient mit einer Seitenband-Instabilität von schlotternden Knien berichtet. Mit unserer Alltagssprache bringen wir als Patienten also oft unsere Beschwerden auf den Punkt, ohne dass wir uns dessen bewusst sind.

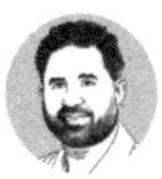

Daher ist es umso wichtiger, dass wir Mediziner unseren Patienten aufmerksam zuhören. In vielen Fällen kann tatsächlich bereits deren Wortwahl Aufschluss darüber geben, welche Ursachen sich möglicherweise hinter so manchen körperlichen Beschwerden verbergen: Unlösbare Aufgaben **brechen uns das Genick** oder Kollegen **fallen uns in den Rücken**. Verlieren wir einen geliebten Menschen, so können wir häufig **nicht loslassen**, oder wir stehen in einer schwierigen Situation **mit dem Rücken zur Wand**. Im Kern jeder dieser bildhaften Aussagen liegt eine psychisch belastende Situation, die nicht zufällig genau die genannten Körperregionen beeinträchtigt und mit Schmerzen einhergeht.[4] Solche, in der Regel unbewussten, Äußerungen höre ich sehr oft von meinen Patienten.

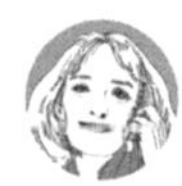

Dabei ist das eigentlich einleuchtend: Denn wenn ich mir als Patient einfach nur beim Sport das Bein gebrochen habe, berichte ich meinem Arzt wahrscheinlich mit einer eher neutralen Wortwahl davon – es sei denn, es war mein Gegner auf dem Fußballplatz, der mir im wortwörtlichen Sinn »vors Schienbein getreten« hat.

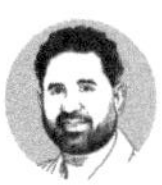

Dr. Christian Fazekas, stellvertretender Leiter der Universitätsklinik für Medizinische Psychologie und Psychotherapie an der Medizinischen Universität Graz, fasst das sehr schön zusammen: »Redewendungen beinhalten Informationen, die der Patient geballt zur Verfügung stellt. Einerseits beziehen sich diese auf körperliche Phänomene und andererseits bietet der Patient selbst bereits ein Erklärungsmodell für seine Beschwerden an.«[5]

Auch Dr. Torsten Pfitzer, ganzheitlicher Schmerztherapeut und Gesundheitscoach, sieht diesen Zusammenhang sehr klar und eindeutig, insbesondere wenn sich seine zähneknirschenden Patienten **an**

einer Sache festbeißen: »Ist es nicht interessant, worauf uns unser Sprachgebrauch eindeutig hinweist, wobei jedoch die Bedeutung dahinter in den wenigsten Fällen bewusst wahrgenommen wird? Achten Sie auch einmal in anderen Bereichen darauf. Sie werden erstaunt sein, wie offensichtlich der Volksmund die Dinge auf dem Silbertablett präsentiert.«[6] Dieser Einschätzung kann ich mich nur anschließen.

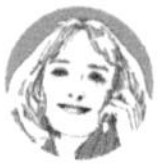

Parömiologie und Psychosomatik haben also mehr gemeinsam als nur ihren Anfangsbuchstaben. Was wie eine einfache Floskel wirkt, kann viel über das Zusammenspiel und die Wechselwirkungen zwischen Körper und Seele aussagen. Eine psychosomatisch ausgerichtete Behandlungspraxis mit unserer Sprache als zusätzlichem Diagnose-Tool wäre daher aus unserer Sicht wegweisend für die moderne Medizin.

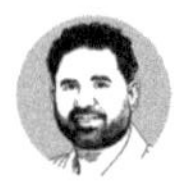

Mit diesem Buch wollen wir einen Einblick in diese Thematik geben – wobei es hier genau genommen um mehr als nur eine Thematik geht, denn bei der Betrachtung der Redewendungen und ihrer medizinischen Hintergründe spielen neben philologischen auch historische, anatomische, heilkundlich-physiologische und psychosomatische Elemente eine Rolle.

Kapitel 5

Wie wir funktionieren oder … der Zehner in uns

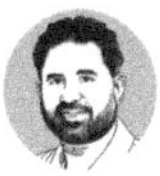

Ende November 2020 titelte das Fußballfachmagazin *Kicker* »Wie der Zehner ausstirbt und doch weiterlebt – eine Spurensuche«[7]. Gemeint ist der Fußballspieler mit der Rückennummer 10 im offensiven Mittelfeld, der auf dem Platz die unsichtbaren Fäden des Spiels in der Hand hält und die Mannschaft lenkt. Der Spielmacher, der Dirigent, wenn man so will. Die älteren Fußballfans unter uns werden sich noch erinnern an Netzer, Zidane, Bein und Co., die uns mit ihren brillanten Strategien und kreativen Spielzügen begeisterten. In dieser traditionellen Form gibt es die Rolle des Zehners heutzutage auf dem Spielfeld nicht mehr. Die Aufgabe ist komplexer geworden, die Verantwortung hat sich stärker verteilt. Aber wir alle haben durchaus noch so einen klassischen Zehner, einen Spielmacher, in uns.

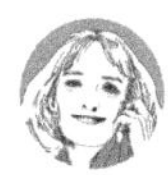

Zwischen der redensartlich »schönsten Nebensache der Welt«, dem Fußball, und unserem Körper gibt es also eine nicht zu unterschätzende Parallele. Welcher Teil des menschlichen Körpers könnte wohl unser Spielmacher sein? Das Herz? Zugegeben, wenn es nicht schlägt, hat im schlimmsten Fall unser letztes Stündlein geschlagen. Dann bräuchten wir eher einen Schrittmacher – als Spielmacher ist es daher wenig geeignet. Aber was sonst? Unser Gehirn? Das bezeichnet man schließlich gerne als unsere Schaltzentrale.

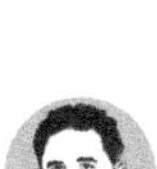

Damit kommen wir der Sache schon deutlich näher, aber auch mit dieser Vermutung allein ist der Ball noch nicht ganz im Tor.

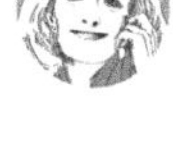

Machen Sie dieses Ratespiel mit all ihren Patienten? Das geht einigen doch bestimmt auf die Nerven!

Wenn das so ist – sehr gut! Denn mit »Nerven« liegen Sie goldrichtig: Unser ureigener Zehner ist der Nervus vagus, der vielleicht nicht ganz zufällig der zehnte unserer zwölf Hirnnerven und damit ein wesentlicher Bestandteil des vegetativen Nervensystems ist. Als Student habe ich mir die Besonderheiten des Vagus immer gemerkt, indem ich mir den Zehner im Fußball vorgestellt habe. Das hat prima funktioniert!

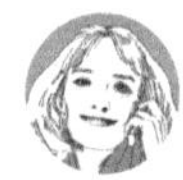

Immer schön der Reihe nach – vielleicht schauen wir uns erst einmal das Nervensystem an sich an?

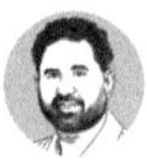

Auf jeden Fall. Ich bitte jedoch um Nachsicht, dass wir hier nicht in wissenschaftlicher Tiefe einsteigen, sondern uns auf die für das Verständnis wesentlichen Zusammenhänge beschränken.

Das Nervensystem des Menschen hat, rein funktional betrachtet, mehrere Ebenen: das somatische oder willkürliche Nervensystem und das vegetative oder autonome Nervensystem. Mit dem somatischen Nervensystem nehmen wir Sinnesreize wahr – sowohl aus der Umwelt als auch aus unserem Körper selbst. Wir können auf dieser Ebene gewollte Bewegungen ausführen, also unsere Skelettmuskulatur gezielt steuern, um uns zum Beispiel hinzusetzen oder zu laufen.

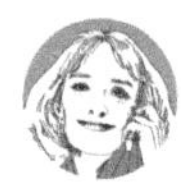

Wenn also meine Augen ein Eiscafé sehen und diese Wahrnehmung über die Nervenbahnen an mein Gehirn gesendet wird, kann ich, nachdem mein Gehirn erkannt hat, dass es dort mein heiß geliebtes Spaghetti-Eis gibt, meine Muskulatur anweisen, meinen Körper dort hinzubewegen. Feine Sache! Wobei ich mich manchmal frage, ob ich das wirklich noch bewusst entscheide, oder ob Eiscafés nicht insgeheim eine magische Anziehungskraft auf mich ausüben … Aber das führt vielleicht jetzt doch etwas zu weit.

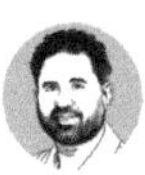

Lassen Sie uns für unsere Zwecke einmal annehmen, dass Sie sich ganz bewusst für Ihr Spaghetti-Eis entscheiden. Dann sendet Ihr Nervensystem motorische Reize an Ihre Skelettmuskulatur und diese sorgt dann dafür, dass Ihre Beine Sie an Ihr Ziel bringen und Sie mit Ihren Händen das Eis löffeln können.

Etwas anders stellt sich die Situation im vegetativen Nervensystem dar. Unser Vegetativum wird übrigens auch autonomes Nervensystem genannt, da hier alles geschieht, ohne dass wir direkt und willentlich Einfluss nehmen können. Es kontrolliert und reguliert unsere innerkörperlichen Vorgänge völlig automatisch. Beispiele hierfür sind unser Herzschlag oder die Verdauung. Schlägt Ihr Herz vor lauter Freude über das Eis plötzlich schneller, dann ist daran genauso das vegetative Nervensystem beteiligt wie an seiner Weiterverarbeitung, nachdem Sie es gegessen haben.

Außerdem sorgt unser vegetatives Nervensystem für unsere innere Homöostase, also dafür, dass unsere Körperfunktionen perfekt aufeinander abgestimmt sind. Es wäre schließlich unsinnig, wenn sich beispielsweise beim Joggen zwar Ihr Herzschlag beschleunigt, aber nicht Ihre Atmung. Doch darüber müssen wir uns in aller Regel keine Gedanken machen, weil unser Vegetativum diese Vorgänge automatisch genau so regelt, wie unser Körper sie braucht.

Sympathikus und Parasympathikus sind die Hauptakteure des autonomen Nervensystems. Diese beiden sympathischen Kollegen sind dafür verantwortlich, dass wir Menschen funktionieren, und sie erledigen ihre Aufgaben unabhängig davon, ob wir einverstanden sind oder nicht. Dabei sind sie sich nicht immer einig – weshalb sie häufig auch als Gegenspieler bezeichnet werden. Das ist allerdings nur teilweise korrekt, denn bei einigen Körperfunktionen ist vielmehr ein Zusammenspiel der beiden erforderlich.

Der Sympathikus ist derjenige von den beiden, der für die »Action« verantwortlich ist. Er sorgt dafür, dass wir schnell auf Umweltreize reagieren können, und mobilisiert unseren Körper, wenn Gefahr droht (*fight or flight*). Der Parasympathikus hingegen ist für das »Chill mal« in uns zuständig – er wird nicht umsonst auch »Ruhenerv« genannt. Seine Aufgabe ist es, dafür zu sorgen, dass unsere nach innen gerichteten Aktivitäten reibungslos ablaufen, zum Beispiel die Atmung oder die Verdauung (*rest and digest*). Wenn wir uns diese Aufgaben anschauen, wird auch recht schnell klar, warum es gut ist, dass das Ganze autonom, also ohne unser willentliches Zutun abläuft. Oder würden Sie etwa vor jedem einzelnen Atemzug darüber nachdenken wollen, ob Sie jetzt wirklich einatmen sollen? Vermutlich nicht.

Der Nervus vagus, unser »Zehner«, ist ein wesentlicher Bestandteil des Parasympathikus. Er ist der längste unserer Hirnnerven und dirigiert nahezu unsere gesamten Organe.[8] Der Name »Vagus« bedeutet »der Weitschweifende«[9], und hier ist der Name Programm: Unser Zehner verlässt das Gehirn ungefähr auf Höhe der Ohren und versorgt dabei unser Trommelfell. Er schlängelt sich dann entlang der Speiseröhre abwärts und verzweigt sich in Richtung Kehlkopf, wo er unsere Stimmlippen innerviert.

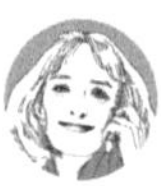

Stimmt, wenn wir singen, brauchen wir dafür ja auch unseren Vagusnerv! Darüber habe ich schon einmal etwas gelesen. Eine Gruppe von Wissenschaftlern aus Schweden hat herausgefunden, dass Chorsingen die neurophysiologische Aktivität in Bezug auf Rhythmus, Atmung, Herzratenvariabilität und die motorische Produktion von Worten und Melodie koordiniert.[10] Oder vereinfacht gesagt: Irgendwann schlagen die Herzen von Sängern in einem Chor alle im gleichen Takt. Und gerade weil der Vagus beim Singen derart aktiv ist, wirkt das so entspannend auf uns. Dass »Stimme« und »Stimmung« auf denselben Wortstamm zurückgehen, wird gerade beim Singen sehr intensiv spürbar. Das weiß ich aus eigener Erfahrung.

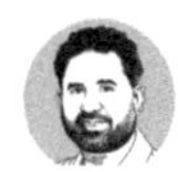

Ja, der parasympathische Einfluss bringt unsere Organe insgesamt in einen entspannten, funktionalen Zustand – jedenfalls wenn alles so läuft, wie die Natur es vorgesehen hat. Einige Äste des Vagus führen zum Herzen sowie zur Lunge und etwas tiefer wandert er schließlich auf beiden Seiten des Magens in die Bauchhöhle. Weil er dort einen großen Einfluss auf den Darm hat, wird er auch als Darm-Hirn-Achse[11] bezeichnet. Damit steht er aktuell im Fokus der Wissenschaft. Wie intensiv unser Vagus agiert, variiert je nach Situation: Man könnte ihn fast als nachtaktives Tierchen betrachten, denn während wir schlafen, ist er besonders umtriebig. Er sorgt in dieser Zeit für unsere Regeneration, weshalb er auch als »Erholungsnerv« bezeichnet wird. Wenn wir Stress haben, führt er hingegen ein sehr zurückgezogenes Dasein.

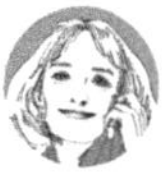

Aber bevor wir hier zu sehr ins Detail gehen, würde ich vorschlagen, dass wir in den nachfolgenden Kapiteln jeweils etwas gezielter betrachten, welchen Einfluss der Vagusnerv im Einzelnen auf unsere diversen Körperregionen hat.

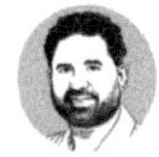

Einverstanden, dann mal los!

Kapitel 6

Wenn uns etwas auf den Magen schlägt oder … das kann doch gar nicht so schwer sein

Erste Szene. Ich gehe die Straße entlang. Da ist ein tiefes Loch im Gehsteig. Ich falle hinein. Ich bin verloren. Ich bin ohne Hoffnung. Es ist nicht meine Schuld! Es dauert endlos, wieder herauszukommen.

Zweite Szene. Ich gehe dieselbe Straße entlang. Da ist ein tiefes Loch im Gehsteig. Ich tue so, als sähe ich es nicht. Ich falle wieder hinein. Ich kann nicht glauben, schon wieder am gleichen Ort zu sein. Aber es ist nicht meine Schuld! Immer noch dauert es lange, herauszukommen.

Dritte Szene. Ich gehe dieselbe Straße entlang. Da ist ein tiefes Loch im Gehsteig. Ich sehe es. Ich falle immer noch hinein, aus Gewohnheit. Meine Augen sind offen. Ich weiß, wo ich bin. Es ist meine eigene Schuld. Ich komme sofort heraus.

Vierte Szene. Ich gehe dieselbe Straße entlang. Da ist ein tiefes Loch im Gehsteig. Ich gehe darum herum.

Fünfte Szene. Ich gehe eine andere Straße.

Nossrat Peseschkian[12]

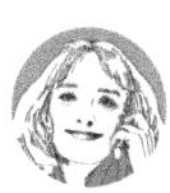

Vor einer Weile habe ich jemanden kennengelernt. Mich. Oder genauer gesagt: einen Teil von mir. Der Anlass dafür war allerdings weniger schön, denn ich hatte eine Auseinandersetzung mit Ben, einem sehr guten Freund. Wir diskutierten eingehend darüber, wie ich meine Probleme mit einer neuen Software am besten in den Griff bekomme, deren Geheimnisse sich mir beim besten Willen nicht erschließen wollten. Zugegebenermaßen war ich in diesem Moment schon ziemlich GEnervt und kurz davor, ENTnervt aufzugeben. Dann sagte Ben: »So schwer kann das doch gar nicht sein, da musst du doch sicher nur …«, gefolgt von diversen Ideen, die ich alle selbst schon gehabt und ausprobiert hatte.

Gift und Galle spucken
Sind wir wütend oder schlecht gelaunt, spucken wir redensartlich »Gift und Galle«. Schon Hippokrates und Aristoteles postulierten, dass bei cholerischen Menschen ein Überschuss an gelber Galle vorherrschte. Die Bitterkeit der Gallenflüssigkeit spielt sicherlich eine Rolle dabei, dass ausgerechnet dieses Organ für den Sitz der Wut auserkoren wurde.

In diesem Moment habe ich komplett die Fassung verloren. Bens Aussage traf mich wie ein **Schlag in den Magen.** Und wie bei einem realen Schlag hatte ich das Gefühl, dass **sich mir der Magen umdreht.** Ich spürte förmlich, wie es mir hochkam, und ich fing an, **Gift und Galle zu spucken**: »Also echt, Ben, von dir, gerade von dir hätte ich so was nicht erwartet! Ich mag vielleicht nicht die hellste Kerze auf der Torte sein, aber das musst du mir nicht auch noch so dick aufs Brot schmieren! Dir hätte ich wirklich mehr Verständnis zugetraut!« Das war nur ein Teil dessen, was ich ihm alles an den Kopf schleuderte. Ich war urplötzlich so wütend, dass mir heiße Tränen in die Augen schossen – in diesem Moment hätte ich ihn ungespitzt in den Boden rammen können. Ben hatte bei mir mit seiner unbedachten Bemerkung **einen Nerv getroffen.** Nur welchen und warum, das war mir ein Rätsel. Natürlich ließ mir die Sache aber keine Ruhe.

Einen Nerv treffen
Wenn wir uns stoßen und dabei unglücklich einen Nerv erwischen, durchzucken uns glühende Schmerzen und es wird uns abwechselnd heiß und kalt. Diese körperlichen Reaktionen können auch entstehen, wenn wir mit einer unangenehmen Wahrheit konfrontiert werden und wir uns dadurch verletzt fühlen.

Nach einer Weile dämmerte es mir schließlich: Nicht meine Schwierigkeiten mit der Software hatten dafür gesorgt, dass ich in die Luft ging, das

Problem lag auf einer völlig anderen Ebene. Es gibt Aussagen, die man als Übersetzer im Laufe eines langen Berufslebens immer wieder hört und bei denen man sich fühlt, als würde man geohrfeigt: »Das ist doch keine Kunst, Sie müssen es ja nur in der anderen Sprache hinschreiben, nachgedacht habe ich doch schon!« oder »Warum dauert das denn so lange? Die Maschine kann das doch auch und noch dazu viel schneller!« oder eben »Das kann doch nicht so schwer sein, ich würde es ja selbst erledigen, aber ich habe gerade keine Zeit dafür.« Dies sind nur ein paar Beispiele für solche meist unbedachten, aber geringschätzigen Bemerkungen. Natürlich erfährt man auch viel Wertschätzung, und dafür bin ich dankbar, aber es sind die abwertenden Aussagen, die hängen bleiben.

An die Nieren gehen

Schon im Mittelalter wurden Gefühle in den Nieren verortet. Sie galten darüber hinaus als das Organ, in dem unser Geschlechtstrieb sitzt, weshalb es Ehebrechern in dieser Zeit bisweilen »an die Nieren ging« und man diesen das Organ kurzerhand herausschnitt. Heute sagen wir, dass uns etwas an die Nieren geht, wenn es uns belastet, uns mitnimmt oder aufregt.

Bens – objektiv betrachtet – völlig harmlose Bemerkung mit »Das kann doch gar nicht so schwer sein …« **ging** genau in diese negative Richtung und **mir** damit ganz gehörig **an die Nieren**. Seine Aussage **schlug mir** redensartlich **auf den Magen,** obwohl er eigentlich gar nichts Falsches gesagt hatte. **In den falschen Hals bekommen** hatte ich es trotzdem.

Nun ist Ben ein sehr wertschätzender Mensch, immer bemüht, andere zu unterstützen, zu helfen, wo er kann. Unsere Freundschaft beruht

Auf den Magen schlagen

Wenn uns etwas auf den Magen schlägt, sind wir von einer Situation überfordert, verängstigt oder gestresst. Dann sorgt der Vagusnerv dafür, dass sich der Magen zusammenzieht, als müsste er sich gegen einen Schlag wappnen. In diesem Zustand ist er nicht mehr so dehnbar wie üblich und es kann vorkommen, dass wir selbst unser Lieblingsessen dankend ablehnen müssen, weil unser Magen alles andere als aufnahmebereit ist.

Etwas in den falschen Hals bekommen
Landet ein Brotkrümel in unserer Luftröhre statt der Speiseröhre, fangen wir an zu husten. Wenn wir eine Bemerkung allerdings falsch aufgefasst oder missverstanden haben und deswegen verärgert sind, werden wir diese in der Regel nicht so schnell wieder los, auch wenn sie ebenso unangenehme Folgen haben kann.

auf gegenseitiger Offenheit, großem Vertrauen und einer riesigen Portion Verständnis. Er bedeutet mir viel und ich weiß, dass sich das andersherum ebenso verhält. Daher war mir damals schon nach ein paar Sekunden klar, dass er seine Aussage nicht so gemeint haben konnte, wie sie bei mir angekommen war, weil das nicht zu ihm passte. Was er sagen wollte, war sicherlich ein aufmunterndes »Du hast schon ganz andere Sachen geschafft, da wirst du das ja wohl auch hinbekommen!«. Wahrgenommen habe ich in dem Moment aber nur ein abfälliges »Jetzt stell dich doch nicht so an!«, was bei mir ganz massiv negative Gefühle getriggert hat. Dass die Ursache dafür in den abschätzigen Bemerkungen über das Übersetzen liegt, wurde mir erst später bewusst. Diese Hintergründe konnte Ben aber beim besten Willen nicht kennen, er hatte mich also völlig unabsichtlich verletzt. Obwohl mir das bewusst war, ich also rational erkannt hatte, dass es keinen Grund gab, deswegen verletzt zu sein, hat es eine Weile gedauert, bis ich mich nicht mehr verletzt fühlte.

Doch da diese Situation schon etwas länger zurücklag, wäre ich niemals darauf gekommen, dass hier die Ursache für meine anhaltenden Bauchschmerzen liegen könnte. Da ich auch irgendwann erkannt hatte, warum mir dieses Gespräch so **auf den Magen geschlagen** war, war ich davon ausgegangen, dass die Sache damit erledigt war. Weit gefehlt. Der Vorfall mit Ben **lag mir** offenbar sehr nachhaltig **wie Blei im Magen**.

Meine Erkenntnis daraus: Es reichte offensichtlich nicht, dass mein Verstand ein Problem gelöst hatte – der Bauch muss mit der Lösung auch einverstanden sein. Das ist gar nicht so einfach, weil wir unser Bauchgefühl nun mal nicht nach Lust und Laune steuern können.

Von den drei Ebenen – Gedanken, Verhalten und vegetatives Nervensystem – hatten es erst zwei Ebenen verstanden. Mein Vegetativum hat weiterhin stur rebelliert, und daher kamen die anhaltenden Beschwerden.

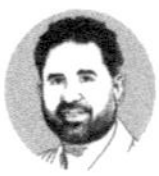

Unser redensartliches Bauchgefühl, also unser vegetatives Nervensystem, lässt sich leider eben nicht mit dem Verstand oder mit purer Willenskraft steuern. Hinzukommt, dass es sehr empfindlich auf Stress und psychische Belastungen reagiert. Um das Vegetativum wieder ins Gleichgewicht zu bringen, kommt es als Erstes darauf an, dass man realisiert, worin die eigentliche Schwierigkeit besteht. Das ist aber meistens nicht so einfach, weil die Antwort in der Regel nicht auf der Hand liegt. Und der Weg, der auf diese erste Erkenntnis dann folgen muss, ist definitiv auch kein leichter.

Der Vagusnerv spielt hierbei eine wichtige Rolle und vermutlich hat er auch in Ihrem Fall nachhaltig Alarm geschlagen. Wie eingangs geschildert, ist er ein zentraler Bestandteil des vegetativen Nervensystems, genauer gesagt des Parasympathikus. Er versorgt, oder »innerviert«, wie wir Mediziner sagen, unter anderem Herz, Lunge, Magen, Darm, Nieren und Galle. Er ist – wenn er so funktioniert wie vorgesehen – dafür verantwortlich, dass unsere Organe ganz normal ihre Arbeit erledigen. Er steuert die Organe also wie der Zehner auf dem Fußballfeld seine Mitspieler, und das ganz ohne unser aktives Zutun. Bringt uns jedoch etwas aus unserem psychischen Gleichgewicht, wird auch unser vegetatives Nervensystem in Mitleidenschaft gezogen und unser Zehner gerät ins Straucheln. So kann es passieren, dass uns eine belastende Situation – je nach Veranlagung jedes Einzelnen – auf den Magen schlägt oder eben auch an die Nieren geht.

Der Vagusnerv reagiert auf psychische Auslöser genauso wie auf körperliche: Stellen Sie sich vor, der Hering auf dem Fischbrötchen heute Mittag hatte seine besten Zeiten schon hinter sich. Ihr Körper reagiert darauf, indem die Nerven im Magen-Darm-Trakt und das Gehirn zusammenarbeiten und eine Reihe konzertierter Reaktionen auf das verdorbene Essen auslösen, um es auf dem schnellsten Wege wieder loszuwerden. Wenn der Auslöser nun aber nicht der Hering war, sondern eine unbedachte Aussage eines Freundes, tritt das vegetative Nervensystem genauso in Aktion. Unsere Herzfrequenz erhöht sich, uns bricht der Schweiß aus und wir entwickeln ganz plötzlich eine Vorliebe für das stille Örtchen, wo sich das Spucken unangenehmerweise oftmals nicht auf »Gift und Galle« beschränkt.

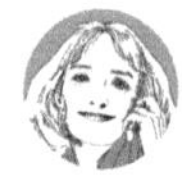

O ja, das kommt mir nur allzu bekannt vor. Kein schöner Gedanke …

Das redensartliche **»Gift und Galle spucken«** leitet sich übrigens aus der Bibel ab, genauer gesagt aus dem Alten Testament. Im 5. Buch Mose heißt es: »Denn ihr Wein ist Drachengift und verderbliches Gift der Ottern Galle.« Dass sich aus diesem Vers eine Redewendung entwickelt hat, ist schon seit dem 16. Jahrhundert belegt. Ähnliche körperbezogene Sprachbilder finden sich nicht nur in der Bibel, sondern auch in den alten Schriften anderer Religionen wie dem Koran und der Thora.

Die Medizin hat zu dieser Entwicklung sicherlich ebenfalls beigetragen, und zwar durch die schon vor dieser Zeit verbreitete Viersäftelehre von Hippokrates und der Temperamentenlehre von Aristoteles.[13] Hier waren sogar schon die ersten zaghaften Ansätze einer Psychosomatik zu erkennen. Nach dem damaligen Verständnis wurden den vier Körpersäften vier Temperamente zugeordnet: In Sanguinikern war das Blut der vorherrschende Saft, in Cholerikern die gelbe Galle, die schwarze Galle bei Melancholikern und der Schleim bei Phlegmatikern. Ein Überschuss an gelber Galle wurde so zur Metapher für unbändige Wut, und auch heute noch verwenden wir die Redensart, um unseren Unmut auszudrücken. Interessanterweise sind es oft gerade die Menschen, die uns am nächsten stehen, die uns redensartlich **auf die Palme bringen.** Da kann es durchaus vorkommen, dass uns vor lauter Wut **der Kragen platzt und es in uns brodelt**. Wir **sind auf 180** und finden die ganze Situation absolut **zum Kotzen.**

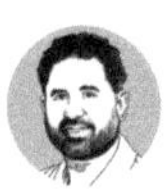

Auch diese Redewendungen lassen sich auf körperliche Reaktionen zurückführen, für die unser vegetatives Nervensystem verantwortlich ist. Unsere Reaktionen auf bestimmte Auslöser sind von Mensch zu Mensch unterschiedlich, je nachdem, wo in unserem Körper schon Schwachstellen vorhanden sind. Denn dort, wo unser Körper ohnehin anfällig ist, nehmen wir Beschwerden am schnellsten wahr. Allerdings ist das bei jedem von uns eine andere Stelle: Patienten mit hohem Blutdruck neigen oft zu dem Gefühl, dass ihnen gleich der Kragen platzt. Bleibt jemandem redensartlich die Luft weg, hat er womöglich häufig Atembeschwerden. Und in meinem Bereich erlebe ich es immer wieder, dass Patienten, die mit Schmerzen und Verspannungen an der Brustwirbelsäule und/oder den Rippen zu mir kommen, von einem beklemmenden Gefühl in der Brust berichten.

Jemanden auf die Palme bringen

Diese Redewendung fußt auf der Vorstellung, dass ein wütender Mensch auffährt beziehungsweise hochgeht. Konkretisiert wird die Idee von dem Bild eines völlig aufgeregten Affen, der mit Höchstgeschwindigkeit eine Palme hochklettert. Vermutlich bringt uns im Gegensatz zu Affen heutzutage keine stibitzte Banane auf die Palme, aber seien wir doch mal ehrlich: Manchmal sind die Dinge, die uns auf die Palme bringen, doch ebenso nebensächlich...

Das vegetative Nervensystem wählt also bei jedem den Weg des geringsten Widerstandes, um auf sich aufmerksam zu machen. Oder vielmehr, um uns darauf aufmerksam zu machen, dass wir gerade ein Gefühl oder eine Situation, die uns belastet, ignorieren – aber nicht länger ignorieren sollten. Stattdessen können wir diese Botschaften unseres Körpers als Chance sehen. Als Aufforderung, in uns hineinzuhorchen und uns zu fragen, in welcher Hinsicht wir womöglich mit uns und der Welt nicht im Reinen sind.

Haben Sie denn damals Medikamente gegen Ihre Magenschmerzen genommen?

Auf 180 sein

Ob die Zahl 180 sich in dieser Redewendung auf einen sehr hohen Puls oder doch eher auf die Geschwindigkeit im Auto bezieht, konnte bislang nicht eindeutig geklärt werden. Fest steht jedoch, dass unser Puls tatsächlich in ungesunde Höhen schießt, wenn wir wütend und damit »auf 180« sind.

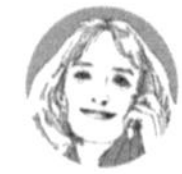

Zuerst nicht. Ich hatte ja schon vermutet, was der Auslöser für diese Beschwerden war. Daher bin ich davon ausgegangen, dass sich das von allein regelt, wenn ich mich beruhigt habe. Also habe ich ein heißes Bad genommen und mich danach mit meiner Wärmflasche ins Bett verkrochen. Erfahrungsgemäß hilft mir das ganz gut, wenn ich versuche, mich abzuregen beziehungsweise zu entspannen. Dieses Mal war das aber anders und meine bewährten Hausmittel erzielten nur vorübergehend einen Erfolg. Also waren Magentropfen und Schmerztabletten dran. Geholfen hat nichts davon, jedenfalls nicht nachhaltig. Meine Beschwerden ebbten jedes Mal für eine Weile ab – und kamen dann mit voller Wucht zurück.

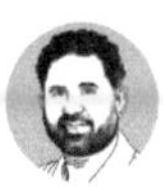

Ich könnte mir vorstellen, dass Sie aufgrund dieser Situation eine Magenschleimhautentzündung hatten, die recht hartnäckig war. Vielleicht war auch das Mikrobiom Ihres Darms angegriffen. Aber solche Diagnosen würden zu kurz greifen, da sie lediglich die Symptome betrachten. Wenn man die tatsächliche Ursache nicht kennt, kann man sie dementsprechend auch nicht beheben. Medikamente helfen auf lange Sicht nicht, wenn lediglich die Symptome behandelt werden, nicht aber der eigentliche Auslöser der Erkrankung. Das haben Sie offenbar am eigenen Leib erfahren.

Dass Ihnen anfangs Entspannungsbad und Wärmflasche geholfen haben, leuchtet mir ein. Wärme verbinden wir mit Geborgenheit und Wohlbefinden. Wir spüren Wärme schon im Mutterleib und sie ist eng mit unserem Urvertrauen verwoben. Die Wärmflasche sendet mit ihrer Wärme also einen physikalischen Reiz an unseren Körper. Die Nerven nehmen diesen Reiz auf und unser Vegetativum gibt unseren Körperfunktionen ein Signal zur Entspannung: Unsere Gefäße erweitern sich und die Durchblutung wird gefördert, ohne dass wir das aktiv beeinflussen können. Deswegen kann Wärme Krämpfe vorübergehend mildern oder sogar lösen. Aber sie löst das zugrunde liegende Problem nicht, und genau das haben Sie leidvoll erfahren. Dass auch die Medikamente nicht nachhaltig geholfen haben, ist für mich ein weiteres Indiz dafür, dass die Ursache für Ihre Beschwerden in der Tat eher auf der psychisch-vegetativen Ebene lag.

Denn Entzündungen entstehen im Körper beispielsweise nicht immer durch Bakterien, wie viele Patienten denken. Auch dauerhafte psychische Belastungen können zu Entzündungen führen, ohne dass dafür irgendwelche Keime erforderlich wären, da durch Stress eine Region in unserem Gehirn verstärkt aktiviert wird, die wir Amygdala oder Mandelkern nennen. Durch eine gesteigerte Aktivität dieser Gehirnregion kommt es zu einer erhöhten Konzentration von Substanzen, die ebenfalls Entzündungsreaktionen auslösen oder aufrechterhalten, das konnten Forscher aus den USA nachweisen.[14] Wir wissen heutzutage auch, dass unser Immunsystem durch anhaltenden Stress dazu animiert werden kann, Entzündungsreaktionen einzuleiten, weil es in Zeiten der Säbelzahntiger noch sinnvoll war, in solchen Situationen sofort erhöhte Entzündungswerte zur Beschleunigung des Heilungsprozesses parat zu haben. Außerdem findet ein großer Teil unseres Immunsystems in unserem Darm statt, und nachhaltiger Stress stört hier das empfindliche Gleichgewicht in unserem Mikrobiom.

Dass es in uns brodelt oder wir »Gift und Galle spucken«, wie es in Ihrer Situation der Fall war, gehört eben in die Kategorie Verdauung – hier hat ein überreizter Parasympathikus seine Nervenenden im Spiel, der für die Regulierung der Magen-Darm-Tätigkeit verantwortlich ist. Wenn wir wütend sind, kommt es gerne mal vor, dass es in unserem Magen-Darm-Trakt wild rumort.

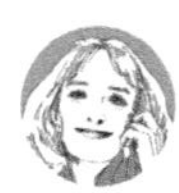

Dazu habe ich mal einen einleuchtenden Vergleich gelesen, und zwar in einem Artikel von Dagmar Schmauks. Sie berichtet in *Körpermetaphern und Organsprache* über eine Fallstudie von Lakoff, der Redewendungen im Zusammenhang mit Zorn untersucht hat. Er stellte fest, dass das Modell, auf dem diese Metaphern basieren, einen physikalischen Vorgang beschreibt, nämlich das Ansteigen der Temperatur in einem mit Flüssigkeit gefüllten Behälter. In der Analogie ist der Behälter also unser Körper. Die Hitze der Flüssigkeit entspricht unserer Wut, der Druck im Behälter ist der seelische Druck, unter dem wir stehen, und die Explosion symbolisiert den Kontrollverlust, den wir erleben.

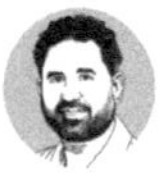

Auf den Magen übertragen läuft die Verdauung in diesem Fall auf Hochtouren, **es kommt uns hoch** oder wir **platzen vor Wut**. Das äußert sich nicht selten in der Art von körperlicher Reaktion, die Sie erlebt haben und die vielen von uns bekannt sein dürfte: Wir müssen uns übergeben oder bekommen heftiges Sodbrennen. Wenn der Schließmuskel zwischen Mageneingang und Speiseröhre geschwächt ist, kann Magensäure in die Speiseröhre hochsteigen. Diesen Schließmuskel können Sie aber nicht willentlich steuern. Ihren Mund können Sie ganz bewusst öffnen und schließen – den Schließmuskel nicht. Er wird vegetativ gesteuert. Im Gegensatz zum Magen, dessen Wände gegen die aggressive Säure geschützt sind, verfügt die Speiseröhre auf der anderen Seite des Schließmuskels leider nicht über eine solche Schutzschicht. Die Säure greift daher die Schleimhaut der Speiseröhre an und das empfinden wir als Brennen. Oder aber unser Magen hat plötzlich das dringende Bedürfnis, seinen kompletten Inhalt auf einmal loszuwerden – er findet unsere Wut also wortwörtlich zum Kotzen. Genau genommen ist es also keine »Galle«, die wir spucken oder die uns hochkommt, sondern eher Magensäure beziehungsweise Mageninhalte.[15]

Und was den platzenden Kragen angeht, den Sie vorhin angesprochen haben: Der fungiert hier als Sinnbild für einen erhöhten Blutdruck, der ebenfalls vom Vegetativum gesteuert wird. Der Hals steht stellvertretend für unsere Halsschlagader, die man von außen sogar sehen kann, wenn wir uns aufregen, weil sich das Gefäß mit steigendem Blutdruck erweitert. Diesen Vorgang können wir nicht aktiv kontrollieren – es passiert, weil das vegetative Nervensystem die entsprechenden Stresssignale aussendet. Schwillt uns also der Hals, kann uns durchaus auch mal **der Kragen platzen**.

Und was hat es damit auf sich, dass ich das Gefühl hatte, Bens Aussage **in den falschen Hals bekommen** zu haben?

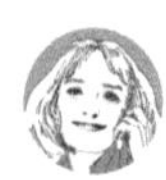

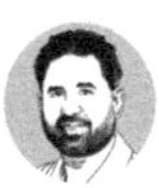

Auch das hängt mit dem Vegetativum zusammen, und zwar mit einer seiner ureigenen Aufgaben: Wenn es unbeeinträchtigt von Stress oder sonstigen Belastungen funktionieren kann, schützt es den Körper reflexartig vor Gefahren und Bedrohungen. Denn es ist ja grundsätzlich ein autonomes System, das ganz ohne unser aktives Zutun agiert. Wenn wir also etwas in den falschen Hals bekommen, ist das ein Sinnbild dafür, dass wir uns an etwas verschlucken. Der Hustenanfall und die tränenden Augen, die entstehen, weil das Vegetativum versucht, uns vor dem Ersticken zu bewahren, sind vermutlich jedem noch lebhaft in Erinnerung, bei dem jemals ein Brotkrümel oder einen Schluck Wasser in der Luftröhre statt in der Speiseröhre gelandet ist.[16]

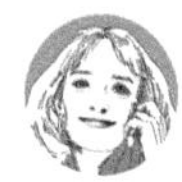

Im übertragenen Sinne bedeutet die Redewendung also, dass eine Aussage bei uns an einem Ort landet, wo sie nicht hingehört – was ebenso unangenehme Folgen haben kann wie bei dem Brotkrümel, wie ich in meinem Gespräch mit Ben gemerkt habe. Vermutlich wäre es gar nicht so schlimm gewesen, wenn ich nicht schon durch die abwertenden Bemerkungen in der Vergangenheit so stark geprägt gewesen wäre. Ich schätze, ich habe diese Bemerkungen lange Zeit gar nicht bewusst als Kränkung wahrgenommen. Aber wie ein steter Tropfen den sprichwörtlichen Stein höhlt, haben sich bei mir offenbar viele kleine Kränkungen angehäuft und sich in meinem Unterbewusstsein festgesetzt. Mir scheint, da kamen im Laufe meines Berufslebens schon einige zusammen, sonst hätte ich sicherlich nicht so überreagiert.

Nachdem ich also die Ursache gefunden hatte, dachte ich zunächst, das Problem sei aus der Welt. Tatsächlich wurden die Beschwerden mit der Zeit auch langsam besser – aber sie verschwanden nicht völlig. Und was mich besonders nachdenklich gestimmt hat: Als es einige Zeit später zu einer ähnlichen Situation kam, hat es mich genauso wieder getroffen – und auch dieses Mal sehr plötzlich und für mich komplett unerwartet. Genau wie beim ersten Mal hatte ich diese fiesen Magenkrämpfe und mir wurde speiübel. Dieses Mal wusste aber zumindest mein Verstand Bescheid. Das war gut so, denn dadurch hatte ich mich nach ein paar Tagen immerhin wieder so weit im Griff, dass ich all meinen Mut zusammennehmen und die Sache Ben gegenüber offen ansprechen konnte. Ich habe ihm erklärt, was diese, eigentlich völlig wertfreie, Formulierung bei mir auslöst.

Er war sichtlich schockiert, denn das war natürlich überhaupt nicht seine Absicht gewesen. Letzten Endes waren und sind wir beide froh, dass wir die Sache geklärt haben, denn gewundert hatte er sich über mein für ihn unverständliches und nicht nachvollziehbares Verhalten schon ein wenig.

Trotzdem stellte sich für mich in diesem Moment natürlich die Frage: Wie komme ich da wieder komplett raus? Denn dass mein Verstand nun Bescheid weiß, reicht offenbar nicht aus. In der von Nossrat Peseschkian geschilderten Situation bin ich vermutlich irgendwo zwischen Szene drei und vier, das wurde mir damals klar. Was also kann ich tun, um beim nächsten Mal nicht sofort wieder ausfallend zu reagieren? Wie überzeuge ich meinen Vagusnerv, dass es für alle Beteiligten viel entspannter wäre, wenn ich souverän mit einer solchen Situation umgehen könnte? Wie lerne ich, nicht mehr in das Loch zu fallen, sondern darum herumzugehen oder eine andere Straße entlangzugehen?

Genau das habe ich mit einer Freundin besprochen, die praktischerweise Psychologin ist. Sie hat mir zwei Ansätze vorgeschlagen: Zunächst einmal kann ich mir nahestehende Menschen bitten, mit mir zu trainieren. Ein Mensch wie mein Freund Ben wäre sicherlich eher geneigt, solche Gesprächssituationen zukünftig zu vermeiden, um mich nicht zu verletzen. Aber mein Gefühl sagt mir, dass das genau der falsche Weg wäre. Nur wenn ich mich damit konfrontiere, kann ich lernen, meine Reaktion auf diese Art von Aussagen in den Griff zu bekommen. Das ist mir insbesondere dann wichtig, wenn die dahinterstehende Absicht eine ganz andere ist als die, die bei mir ankommt! Dieser Lernprozess ist sicherlich leichter, wenn mich dabei Menschen unterstützen, denen ich vertraue. Ich erkläre also einigen meiner Freunde die Situation und bitte sie, solche Sätze in unsere Gespräche einfließen zu lassen, wenn sich eine Gelegenheit dafür bietet.

Ich kann aber auch ein Stück weiter vorne ansetzen. Denn es wäre noch schöner, wenn mich solche Aussagen auch dann nicht mehr verletzen, wenn sie von Menschen kommen, die mir nicht von vornherein wohlgesonnen sind. Vielleicht hat dieser Mensch ja nur einen schlechten Tag. Dann wäre es gut, wenn ich für dieses Paket schlechter Laune die Annahme verweigere, denn ich bin nicht dafür verantwortlich. Oder die Person will mich bewusst kränken. Und dann tue ich ihr auch noch den Gefallen und bin nicht nur gekränkt, sondern werde ernsthaft krank? Das werde ich in Zukunft definitiv vermeiden!

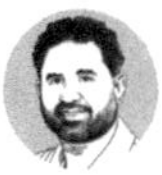

Das sind in der Tat sehr gute Argumente dafür, in einer solchen Situation etwas mehr Gelassenheit walten zu lassen und so dafür zu sorgen, dass erst gar kein Ärger entsteht. Wenn Sie das verinnerlichen und Ihr vegetatives Nervensystem eine solche oder ähnliche Situation in Zukunft von vornherein besser einzuschätzen weiß, kann sich Ihr Vagusnerv entspannen.

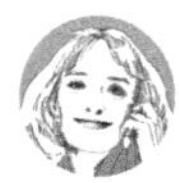

Genau daran arbeite ich jetzt schon eine ganze Weile. Es ist beim besten Willen nicht einfach, solche alten Denkweisen und Verhaltensmuster aufzubrechen und mich immer wieder einzufangen, wenn ich merke, dass ich gerade etwas in den falschen Hals bekommen habe. Aber ich mache Fortschritte – das merke ich daran, dass ich nur noch selten Bauchschmerzen habe. Offenbar kann ich also inzwischen deutlich gelassener mit solchen und ähnlichen Kränkungen umgehen.

Ich habe sicherlich noch ein gutes Stück Weg vor mir, aber mir ist eine ganz wichtige Sache klar geworden: Ich habe in jeder Situation meines Lebens eine Wahl. In jeder Situation. Natürlich kann ich nicht immer die Situation an sich ändern. Manche Dinge sind nun einmal so, wie sie sind, und Kränkungen sind nie schön. Aber ich habe es immer in der Hand, zu entscheiden, was die Situation oder die Kränkung mit mir macht. Ich kann mich darüber ärgern, mich als Opfer sehen und anderen die Schuld zuschieben. Das hilft mir aber nicht, und davon wird es mir definitiv nicht besser gehen. Stattdessen kann ich mich bewusst dafür entscheiden, mich nicht aufzuregen. Ich kann meine Opferhaltung aufgeben und die Situation als Chance ansehen, meine Gelassenheit zu trainieren – weil ich weiß, dass mir das langfristig guttun wird.

Wenn ich mir immer wieder bewusstmache, dass ich diese Wahl jederzeit habe, werde ich mich irgendwann in Szene fünf wiederfinden: Ich werde eine andere Straße gehen.

Kapitel 7

Neulich in der Praxis: Warum sagt man eigentlich … jemanden leiden können?

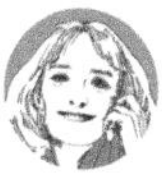

Aua! Ich muss schon sagen, Herr Zabar: Was Sie da gerade mit meiner Nackenmuskulatur machen, ist ganz schön schmerzhaft. Aber ich vermute, das muss wohl so sein, wenn es helfen soll.

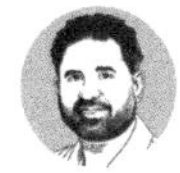

Ja, Frau Kohlmann, ich befürchte, da müssen Sie jetzt durch. Es tut mir leid, dass Sie so unter meiner Behandlung leiden. Aber sagen Sie mal, das mit dem »Leiden« ist sprachlich betrachtet ja schon ein wenig seltsam: Wir sagen, dass wir an oder unter etwas leiden, aber auch, dass wir jemanden leiden können. Das wirkt für mich erst mal wie ein Widerspruch. Jemanden leiden können ist definitiv etwas Positives; als Arzt macht man aber logischerweise auch die Erfahrung, dass Patienten an einer Erkrankung oder unter einer Behandlung leiden, was weniger schön ist. Können Sie mir das erklären?

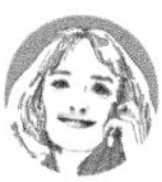

Na ja, es ist eben nicht ganz dasselbe Wort. Genau da liegt der Knackpunkt, denn etymologisch betrachtet ist das tatsächlich nicht ganz so einfach: Das Wort »leiden« bedeutete ursprünglich etwas ganz anderes, nämlich »sich fortbewegen, reisen, vergehen«. Erst später hat sich die Bedeutung durch Lautverschiebungen und Einflüsse anderer Sprachen in Richtung »ertragen, erdulden, Schaden nehmen« verschoben. Damit erklärt sich auch der vermeintliche Widerspruch zwischen »jemanden leiden können« und »unter etwas leiden«: Wenn man jemanden leiden kann, bedeutet das, dass man die Gegenwart eines anderen gut (und auch gerne) erträgt. Die Schmerzen oder Krankheiten Ihrer Patienten sind hingegen nicht so leicht zu erdulden. Oder anders ausgedrückt: Ich kann Sie gut leiden, leide aber nicht unter Ihnen.

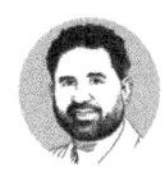

Na danke, das wäre ja noch schöner!

Zurück zum Thema: Das Substantiv »Leid« hat etymologisch nicht unmittelbar etwas mit »leiden« zu tun, denn »Leid« geht auf eine Bedeutung im Sinne von »Böses, Schmerz, Sünde« zurück. Wenn man jemanden »beleidigt«, fügt man ihm also etwas Böses zu. Das erklärt auch, warum in dem nicht ganz ernst gemeinten Spruch »Eifersucht ist eine Leidenschaft, die mit Eifer sucht, was Leiden schafft« sprachlich gesehen mehr als nur ein Körnchen Wahrheit steckt. Denn »Leidenschaft« ist im *Etymologischen Wörterbuch des Deutschen* definiert als »intensive, das gesamte Verhalten bestimmende und vom Verstand nur schwer zu steuernde emotionale Reaktion« beziehungsweise »heftige Zuneigung zu einer Person, ausgeprägter Hang zu bestimmten Tätigkeiten oder Dingen«.[17] Das kommt nun mal in den besten Familien vor … Und dass wir »jemanden nicht leiden können«, geschieht leider auch häufiger, als es uns lieb ist.

Besonders unangenehm kann dieses Phänomen werden, wenn man auf die betreffende Person angewiesen ist, wie beispielsweise der Patient auf seinen Arzt oder Therapeuten.

Stimmt, das habe ich schon am eigenen Leib erfahren. Bei mir war es damals mein Physiotherapeut. Ich wusste, dass er fachlich sehr gut war, und merkte auch, dass mir die Übungen grundsätzlich guttaten. Trotzdem wurde meine Abneigung mit jedem Mal größer, sodass ich irgendwann nicht mehr hingegangen bin. Die Therapie habe ich dann in einer anderen Praxis fortgesetzt.

Ist denn irgendetwas vorgefallen, das diese Abneigung ausgelöst hat?

Nichts, worüber ich mir bewusst wäre. Dennoch empfand ich meine Termine dort als zunehmend unangenehmer. Damals habe ich gelernt, dass man in einer solchen Situation ehrlich zu sich selbst sein muss. Die entsprechenden Konsequenzen zu ziehen, mag nicht immer einfach sein, aber wenn die Vertrauensbasis zwischen Patient und Arzt beziehungsweise Therapeut nicht stimmt, sind die Chancen auf Besserung oder gar Heilung von vornherein eher gering. Wenn ich nicht bereit oder in der Lage bin, mich auf den Menschen einzulassen, der mir helfen soll, werde ich seine Hilfe nie so annehmen können, wie es aus medizinischer Sicht nötig wäre. Da mag der Behandelnde fachlich noch so gut sein. Deswegen ist es mir als Patientin auch so wichtig, dass mein Arzt sich Zeit für mich nimmt. Er soll sich schließlich ein Bild von mir und meinen Beschwerden machen können – und damit meine ich nicht das klassische Röntgenbild. Aber da wird auch andersherum ein Schuh draus: Ich selbst möchte ebenfalls genug Zeit haben, mir ein Bild von dem Arzt machen, um zu entscheiden, ob ich diesem Menschen Vertrauen entgegenbringen kann.

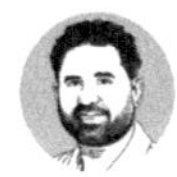

Ohne dieses Vertrauen geht es nicht, das weiß ich aus meiner Erfahrung als Arzt, und Sie haben es als Patientin leider auch erlebt. Ich hoffe, dass Sie sich in der anderen Praxis dann besser aufgehoben gefühlt haben!

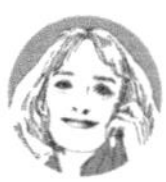

Ja, definitiv. Dort würde ich jederzeit wieder hingehen – auch wenn man eigentlich lieber nicht so oft zum Arzt oder Therapeuten gehen will. Apropos nicht hingehen wollen: Nächsten Donnerstag würde ich am liebsten nicht ins Büro gehen. Ich muss einen Vortrag halten und das mag ich so gar nicht. Drücken Sie mir die Daumen, dass alles klappt!

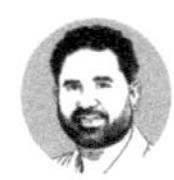

Das mache ich selbstverständlich gerne! Aber nur, wenn Sie mir beim nächsten Mal berichten, wie es gelaufen ist und mir verraten, warum man jemandem ausgerechnet die Daumen drückt ...

Kapitel 8
Wenn wir uns den Buckel krumm schuften oder … warum Leidenschaft manchmal Leiden schafft

Stress – das sind die Handschellen, die man ums Herz trägt.[18]

Helmut Qualtinger

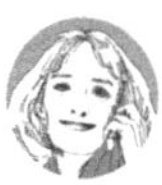

Wenn ich mich mit Freunden, Bekannten oder Kollegen unterhalte und die Rede auf unsere diversen Wehwehchen kommt – jetzt schauen Sie mich doch nicht so an, ja, auch in unserem Alter ist nicht mehr alles taufrisch! Also, wenn wir über unsere Beschwerden reden, dann geht mir Vieles durch den Kopf. Oft fühle ich mich in erster Linie hilflos. Warum? Gute Frage. Was mir aufgefallen ist: Es ist egal, ob meine Freundin über Rückenschmerzen klagt oder ein Kollege von seinen Magenschmerzen berichtet – mögen die Beschwerden noch so unterschiedlich sein, für mich wirkt es, als wäre die Ursache in vielen Fällen dieselbe: Stress.

Allein der Ursprung dieses Wortes verheißt schon nichts Gutes: »stringere«, lateinisch für »anspannen«. Stress und innere Anspannung liegen also sogar noch dichter beieinander, als man denken würde. Und seien wir doch mal ehrlich: Wer kann denn heutzutage noch guten Gewissens behaupten, dass er nicht gestresst ist? Dass er oder sie im Job gefordert, aber nicht überfordert ist, dass man immer genug Zeit hat, um die Arbeit gewissenhaft zu erledigen und eine gute Qualität abzuliefern. Den meisten Leuten, mit denen ich rede, bereitet ihr Job durchaus Freude. Was man von den Arbeitsbedingungen allerdings nicht behaupten kann. Der Leistungs- und Zeitdruck wird immer größer und der Mensch, der eine immer bessere Leistung innerhalb einer immer kürzeren Zeit erbringen soll, zählt immer weniger.

In meinem Umfeld haben die meisten einen Schreibtischjob: Übersetzer, Projektmanager, Juristen, Banker, Ingenieure, Personaler. Wir alle haben uns irgendwann einmal für unseren Beruf entschieden, weil wir Spaß daran haben und in unserem jeweiligen Gebiet richtig gut sind. Manche von uns sind sogar mit Leidenschaft dabei – das geht mir jedenfalls so. Die Arbeit mit unserer Sprache ist für mich jeden Tag aufs Neue faszinierend. Leider sinkt in der Allgemeinheit immer mehr die Wertschätzung für die Schönheit unserer Sprache, was ich sehr bedauerlich finde. Darüber könnte ich jetzt stundenlang reden, aber darum geht es hier ja nicht. Worauf ich hinauswill, ist Folgendes: Irgendwann verlieren die meisten genau diese Leidenschaft. Und das sicherlich nicht, weil der Job langweilig geworden wäre. Sondern weil die Auftraggeber mit immer kürzeren Fristen vor der Tür stehen, die Qualität selbstverständlich den höchsten Standards genügen muss, und das Ganze natürlich auch am besten nichts kosten darf. Wir **schuften uns** redensartlich **den Buckel krumm** und die Leidenschaft schafft plötzlich Leiden. Effizienzsteigerung, Gewinnmaximierung, Wirtschaftlichkeit. Was dabei verloren geht, ist der Mensch, der heutzutage schon fast gezwungen ist, Unmenschliches zu leisten. Dass das nicht nur bei uns Schreibtischtätern der Fall ist, liegt auf der Hand.

Sich den Buckel krumm schuften
Zu Zeiten, als viele Menschen von Sonnenaufgang bis Sonnenuntergang harte körperliche Arbeit verrichten und schwere Lasten tragen mussten, kam es nicht selten vor, dass sie mit den Jahren aufgrund von Abnutzung und Verschleiß immer gebückter gingen. Heutzutage teilen wir dieses Schicksal zwar nicht mehr auf der körperlichen Ebene, empfinden die Anforderungen unserer Zeit jedoch häufig als ebenso belastend.

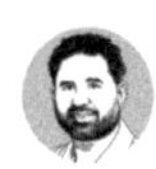

Das hat ein Betriebsarzt, mit dem ich mich vor einigen Jahren unterhalten habe, ebenfalls bestätigt und recht plastisch dargestellt: Es ist leichter, zehn Säcke Zement zu tragen, als zehn Säcke Zement zu verantworten. Damals habe ich mit ein paar Kollegen ein Getriebewerk in Köln besucht, weil das Werk in der Region der

Arbeitgeber mit dem besten Gesundheitsprogramm für die Beschäftigten war: Es gab eine Ergotherapeutin, die alle Bereiche im Blick hatte, Betriebssport mit eigenem Fitnesstrainer, eine Jogginggruppe, Abnehmgruppen und so weiter. Aber mit der Aussage des Betriebsarztes wurde die Krankheitsstatistik* dieses Unternehmens plötzlich sehr anschaulich: Früher, in den 1960er- und 1970er-Jahren, litten rund 75 bis 80 Prozent der Arbeiter aufgrund der schweren körperlichen Arbeit an Rückenschmerzen – ganz konkret also wegen der zehn Säcke Zement auf dem Rücken. Im Jahr 2010 war die Statistik ähnlich besorgniserregend: Auch hier lag die Rückenschmerzrate bei 75 bis 80 Prozent. Und das, obwohl die körperlich belastende Arbeit inzwischen von hydraulischen Systemen übernommen wurde und nachweislich kein Beschäftigter mehr ein Gewicht von über fünf Kilo tragen musste.

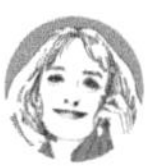

Als die Landwirtschaft noch das Leben der Menschen dominierte, schuftete man sich also auf dem Feld den Buckel krumm, weil Feldarbeit überwiegend eine nach vorn gebeugte Haltung erforderte. Früher wurde übrigens zunächst nur der Rücken des Schilds, mit dem sich die Ritter in der Schlacht schützten, als »Buckel« bezeichnet. Erst im Laufe der Zeit wurde der Begriff auf den menschlichen Rücken übertragen, wahrscheinlich im 15. Jahrhundert.[19] Mit der Industrialisierung veränderte sich dann zwar die Art der körperlichen Belastung gegenüber der Feldarbeit, doch auch hier verursachte schweres Tragen und Heben häufig den redensartlichen krummen Buckel. Das ist nachvollziehbar.

Aber wie passt nun die hohe Rückenschmerzrate in das Arbeitsbild von heute?

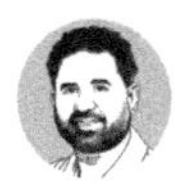

Die Erklärung des Betriebsarztes war für mich sehr einleuchtend: Damals mussten die Menschen körperlich hart arbeiten, die Arbeit wurde allerdings durch die Gemeinschaft ausgeführt. Da immer mehrere Personen an den einzelnen Prozessschritten beteiligt waren und Hand anlegen mussten, war nie ein Einzelner verantwortlich, wenn Fehler

* Es handelt sich bei dieser Krankheitsstatistik um unternehmensinterne Daten, die nicht öffentlich verfügbar sind.

passierten. Heutzutage trägt zwar niemand mehr schwere Lasten im physischen Sinn, aber die Arbeit ist monotoner, und durch sehr stark individualisierte Verantwortungsbereiche können Fehler inzwischen ganz gezielt Einzelpersonen angelastet werden, denn es ist klar ersichtlich, wo beispielsweise eine Produktionskette unterbrochen wurde. Genau diese Verantwortung lastet oftmals schwerer auf uns als die zehn Säcke Zement auf dem Rücken. Ein psychologisches Betreuungsangebot für die Beschäftigten ist also mindestens ebenso wichtig wie physische Gesundheitskurse.

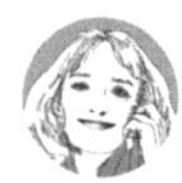

In vielen Branchen dürfte auch die stundenlange Arbeit am Schreibtisch ein Faktor sein, der Rückenschmerzen zumindest begünstigt. Diese immer gleiche Haltung allein ist nun mal eine Belastung für unseren Körper, da mag der Arbeitsplatz noch so ergonomisch eingerichtet sein. Dynamisches Sitzen, höhenverstellbare Schreibtische, geschwungene Tastaturen, vertikale Mäuse und dergleichen sollen diese Last von unseren Schultern, Handgelenken und der Wirbelsäule nehmen. Und trotzdem gibt es gefühlt kaum noch Menschen mit Bürojobs, die nicht wie Hape Kerkelings Kultfigur Horst Schlämmer sagen könnten: »Isch habe Rücken.«

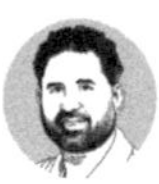

Das ist nicht nur gefühlt so. Aktuellen Studien zufolge berichten rund 80 bis 85 Prozent der gesamtdeutschen Bevölkerung von Rückenschmerzen, bei 25 Prozent aller Europäer sind diese sogar chronisch.[20,21] Auch global betrachtet gibt es kaum eine andere Gesundheitsstörung, die so häufig in nahezu allen Gruppen der Bevölkerung auftritt wie Rückenschmerzen.[22]

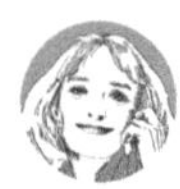

Aber mal ganz ehrlich: An der ungesunden Haltung allein kann das wohl kaum liegen. Zumindest nicht an der körperlichen Haltung. Wenn allerdings durch die Arbeitsbedingungen, die nichts mit Ergonomie zu tun haben, die innere Haltung zu leiden beginnt, also in MitLEIDENschaft gezogen wird, verlieren wir auch auf der körperlichen Ebene unsere Haltung und oftmals auch unseren Halt. Wir schuften uns den Buckel krumm, aber wir haben das Gefühl, dass niemand unseren Einsatz wirklich zu schätzen weiß. Dann ist es nicht verwunderlich, wenn man irgendwann den Eindruck hat, Chef oder Auftraggeber könnten einem den besagten krummen **Buckel** gerne auch mal **runterrutschen**. Heutzutage hat wohl **jeder sein Päckchen zu tragen** – und das meistens auf dem Rücken. Das klingt vielleicht etwas komisch, aber unser Rücken scheint für viele von uns die **Achillesferse** zu sein, sonst wären Rückenleiden wohl nicht so weit verbreitet.

Sein Päckchen zu tragen haben

Aus dem Kreuz, das Jesus zu tragen hatte, entwickelte sich im Laufe der Zeit ein Bündel, mit dem die Gesellen auf Wanderschaft gingen. Heutzutage müsste es wohl eher »Rucksack« heißen. Aber gleichgültig, wie wir das Ding auf unserem Rücken nennen – wir meinen damit, dass jemand ein schweres Schicksal hat oder Sorgen auf ihm lasten.

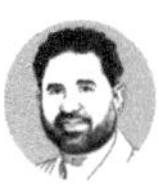

Im Gegensatz zu Achilles sind wir eben nicht unverwundbar. Es lässt sich auch nicht abstreiten, dass der Rücken durch unseren Bewegungsmangel und die überwiegend sitzenden Tätigkeiten als Schwachstelle prädestiniert ist und psychische Belastungen häufig deswegen dort zutage treten.

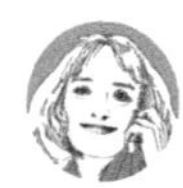

Der gute alte Achilles. Irgendwie ist das schon eine coole Geschichte. Er wurde der Sage[23] nach im zarten Kindesalter von seiner Mutter Thetis in den Unterweltfluss Styx getaucht, was ihn unverwundbar gemacht hat. Nur hat die Mutter leider vergessen, die Ferse, an der sie ihn gehalten hatte, anschließend auch noch einzutauchen, und so war er an dieser Stelle ungeschützt. Was letztlich dazu führte, dass Achilles durch einen Pfeilschuss in die Ferse getötet wurde, weshalb die Achillesferse heute noch als Metapher für eine Schwachstelle gebraucht wird.

Interessanterweise gibt es ein ähnliches Motiv auch in der Nibelungensage[24]: Als Siegfried ein Bad in Drachenblut nahm, um unverwundbar zu werden, klebte dummerweise ein Lindenblatt auf seinem Rücken. Hier hatte Siegfried also seine Schwachstelle, und genau dort wurde er von Hagen mit einem Speer hinterrücks erstochen. Aber mir ist nicht bekannt, dass das Lindenblatt zu einer ähnlichen redensartlichen Berühmtheit gelangt wäre wie die Achillesferse.

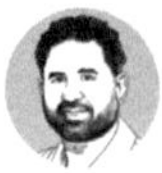

Wüsste ich auch nicht. Aber Reizungen der Achillessehne kommen auch bei Menschen vor, die ansonsten eher stark und kraftvoll wirken, das sehe ich in meiner Praxis häufig. Die Achillessehne ist gerade bei Sportlern ein Schwachpunkt – besonders, wenn diese versuchen, ihren Stress über den Sport zu kompensieren. Aber egal ob Lindenblatt oder Achillesferse: Wir sollten immer zusehen, dass unser Stress uns nicht so **unter die Haut geht** wie es Speer und Pfeil bei den beiden Sagenhelden getan haben!

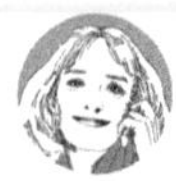

Abgesehen von dem arbeitsbezogenen Stress gibt es natürlich auch andere Belastungen. Das menschliche Miteinander kann uns ebenso belasten, wenn aus dem Miteinander ein Gegeneinander wird: Beziehungsprobleme, Streitigkeiten zwischen Geschwistern, ein Bruch mit den Eltern, schwere Krankheiten oder der Verlust eines geliebten Menschen sind hier nur ein paar wenige Beispiele. Auch solche hochemotionalen Päckchen können uns körperlich krank machen. »Kränkungen machen krank und Krankheit kränkt«[25], lautet ein Ansatz in der Traumatologie, und das klingt für mich einleuchtend.

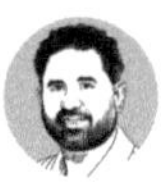

Wenn Patienten mit Rückenschmerzen zu mir kommen, bitte ich sie gezielt darum, mir von ihrer persönlichen und beruflichen Situation zu erzählen. Meistens sind sich die Patienten gar nicht bewusst, dass auf dieser Ebene ein Problem besteht. Aber wenn mir dann ein Patient berichtet, dass ein Konflikt zwischen ihm und seinem Kollegen schwelt und ihm der Kollege immer wieder **in den Rücken fällt**, wundern mich die Rückenschmerzen nicht – auch wenn der Patient das meistens anders sieht. Er sucht nach einer rein körperlichen Ursache.

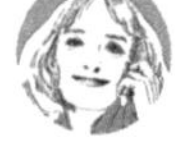

Ich finde diese Zusammenhänge äußerst spannend. Je mehr ich mich mit dem Thema unseres Buches beschäftigt habe, desto mehr wurde mir in den Gesprächen mit Freunden bewusst, wie stark unsere körperliche Gesundheit und unser inneres Wohlbefinden miteinander verwoben sind und sich gegenseitig beeinflussen.

Aber mir geht es ähnlich wie Ihnen: Wenn ich in solchen Gesprächen frage, ob der Auslöser für ihre Beschwerden vielleicht etwas tiefer unter der körperlichen Oberfläche liegen könnte, ist die Antwort eigentlich immer: »Ach Quatsch, das kann ich mir nicht vorstellen. Ich habe doch echte Schmerzen!« Das zeigt mir, wie wenig über diese Wechselwirkungen zwischen Psyche und Körper bekannt ist.

Jemandem in den Rücken fallen

Angriffe von hinten nehmen wir in der Regel erst wahr, wenn es zu spät ist. Umso härter trifft es uns, wenn solch ein Angriff von einem Menschen kommt, dem wir vertrauen. So müssen sich auch die tapferen Recken auf den historischen Schlachtfeldern gefühlt haben, wenn die eigenen Kameraden plötzlich das Lager wechselten und sie ihren einstigen Mitstreitern plötzlich und unerwartet in den Rücken fielen.

Hinzu kommt, dass das Thema Psyche nach wie vor ein wunder Punkt ist – das wundert mich. Warum empfinden wir Patienten es eigentlich als Affront, wenn unser Arzt psychische Beschwerden vermutet, wenn er keine körperlichen Ursachen für unsere Schmerzen ausmachen kann? »Ich bilde mir das doch nicht ein!«, sagte neulich ein Freund ziemlich verzweifelt zu mir. Nein, natürlich nicht. Seine Schmerzen sind spürbar und real. Aber wenn ein Orthopäde mir nicht erklären kann, warum meine Schultern verspannt sind, wenn mir eine Frist im Nacken sitzt, oder ein Internist mich mit der Aussage nach Hause schickt, an meinen Magenschmerzen sei der Stress schuld, hilft mir das doppelt nicht. Erstens habe ich noch nie kleine, fiese Stressmännchen beobachtet, die meine Schultermuskulatur zusammengezogen haben, aber eine bessere Erklärung für diese Symptome bietet mein Arzt mir auch nicht an. Und zweitens ist es bei einer auf eine seelische Schieflage abstellenden Diagnose mit herkömmlichen Behandlungsmethoden in der Regel ja auch nicht getan. Medikamente, Stoßwellen, Elektrotherapie und wie sie alle heißen, mögen kurzfristig eine Linderung verschaffen, schaffen aber nicht die eigentliche Ursache aus der Welt.

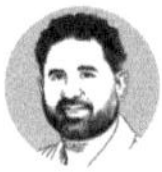

In Ihrer Aufzählung fehlen noch Massagen. Die sollten wir nicht vergessen, denn Massagen stehen als Behandlungsoption bei Patienten sehr hoch im Kurs. Doch für eine nachhaltige Besserung oder gar Heilung sind auch Massagen nicht wirksamer als die Luft, mit der man versucht, einen platten Reifen aufzupumpen, bei dem man das Loch nicht geflickt hat: Die Maßnahme hilft zwar kurz- und vielleicht sogar mittelfristig, aber das Problem kommt irgendwann wieder. Wenn der Patient sich immer nur passiv behandeln lässt, wird keine langfristige Besserung eintreten. Solange der Patient nicht selbst aktiv gegen die eigentlichen Ursachen angeht, wird ihn eine passive Behandlung nicht dauerhaft kurieren können.

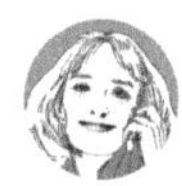

Für uns Patienten ist es aber wunderbar bequem, wenn uns ein Therapeut bei einer Massage durchknetet, das tut definitiv gut.

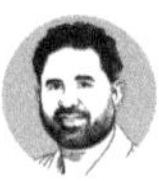

Man geht allerdings davon aus, dass die Wirkung einer reinen Massage tatsächlich nur für ein paar Stunden anhält, da die entspannende Wirkung vor allem daher kommt, dass bei der Massage die Durchblutung angeregt wird. Geht die Durchblutung wieder auf ihr übliches Niveau zurück, sind auch die Verspannungen wieder da.

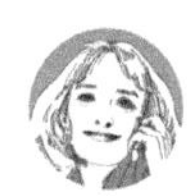

All diese Therapiemethoden helfen also nicht dauerhaft, wenn ich als Patient nicht bereit bin, zu meiner Genesung beizutragen, indem ich selbst aktiv werde. Ich kann nicht erwarten, dass mir der Arzt nur das erzählt, was ich hören will, und nur das verschreibt, was ich haben möchte – nämlich am liebsten Massagen, bei denen ich nicht mithelfen muss. Verstehen Sie mich nicht falsch, ich finde Massagen großartig und genieße sie immer sehr. Aber mit einer »Ich-bin-hier-Kunde-und-der-Kunde-ist-König«-Mentalität, die gerade in Deutschland in vielen Branchen sehr in Mode ist, kommen wir sicherlich nicht zu mehr Verständnis zwischen Arzt und Patient. Oder um es mit den Worten des Internisten und Kardiologie-Professors Albrecht Hempel etwas charmanter auszudrücken: Der Denkansatz »Herr Doktor, hier hast du meine Leber, ich geh inzwischen einen trinken, nun mach sie mal gesund!«[26] funktioniert nun mal nicht. Verständnis und Verständigung setzen voraus, dass ich als Patient bereit bin, zuzuhören und für meine Genesung und meine Gesundheit generell ein ganzes Stück Eigenverantwortung zu übernehmen.

Gerade wenn es um Stress geht, ist es enorm wichtig, dass wir selbst ins Handeln kommen: Es hilft, meine Stressoren zu identifizieren und diese entweder so weit wie möglich zu minimieren oder einen gesünderen Umgang mit ihnen zu lernen, wenn ich an der Situation an sich einmal nichts ändern kann.

Achtsamkeit ist hier ein gutes Stichwort: Uns ist meistens gar nicht bewusst, wie viele Dinge wir in unserem Alltag tun, ohne darüber nachzudenken. Wie häufig steuern wir im Autopilot-Modus durch unser Leben? Wenn wir uns gezielt beobachten, können wir in dieser Hinsicht erstaunliche Erkenntnisse gewinnen. Um unsere Routinehandlungen bewusst wahrzunehmen, ist es hilfreich, häufiger innezuhalten und zu reflektieren: Was mache ich da eigentlich gerade? Vielleicht bietet sich in diesem Moment eine kurze Pause an, in der wir für einen Moment die Augen schließen und in uns hineinhören oder einfach mal den vorbeiziehenden Schäfchenwolken hinterherschauen. Wir können aber auch unseren Routinetätigkeiten etwas Würze geben, sodass die Tätigkeit ihre Routine verliert.

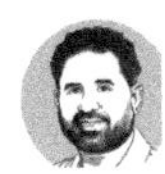

Wie denn zum Beispiel?

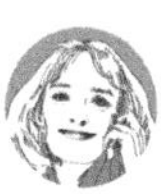

Eigentlich ganz simpel: Putzen Sie sich mal mit der anderen Hand die Zähne. Oder besser gesagt: Versuchen Sie es. Ist gar nicht so leicht. Oder setzen Sie sich am Tisch auf einen anderen Platz und schauen Sie, inwiefern sich Ihre Perspektive ändert. Nehmen Sie beim Spaziergang im Park oder auf dem Weg zur Arbeit eine andere Route oder auch ein anderes Verkehrsmittel – vielleicht gefällt Ihnen der neue Weg oder die neue Fortbewegungsart sogar besser.

Andere Dinge, die wir selbst zur Stressreduktion und damit zur Verbesserung unserer Gesundheit tun können, sind Sport und Bewegung oder Entspannungsübungen wie progressive Muskelentspannung und autogenes Training.

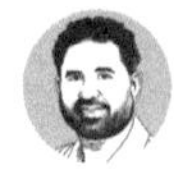

Als Orthopäde kann ich Sport natürlich jedem nur sehr ans Herz beziehungsweise an das gesamte Organ- und Skelettsystem legen. Aber Körper und Geist wollen in gleichem Maße trainiert werden.

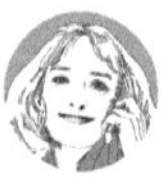

Wenn man als Fitness-Trainerin tätig ist, hört man häufig, dass jemand zum Kurs kommt, weil er oder sie nach einem anstrengenden Bürotag Dampf ablassen will. Als Ventil, um sich abzureagieren, ist ein Training mit Boxsack natürlich wunderbar geeignet, dabei kann man sich so richtig austoben. Zur Stressreduktion ist es allerdings eher ungeeignet, auch wenn man danach komplett k.o. ist. Aber warum eigentlich?

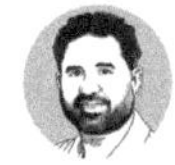

Das hängt damit zusammen, dass eher aggressionsgeprägte Sportarten die Sympathikus-Aktivität in uns noch stärker befeuern, da hierbei Stresshormone wie Adrenalin ausgeschüttet werden. Um Stress zu reduzieren, setzen wir uns also lieber aufs Rad oder gehen im Wald joggen. Andernfalls spüren wir zwar nach dem Sport unsere Muskeln deutlich, haben aber auch einen hohen Adrenalinspiegel, der wieder reduziert werden will.

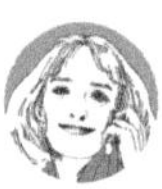

Dann ist es vermutlich eine gute Sache, nach einem hochintensiven Training ganz bewusst noch eine Runde Yoga dranzuhängen, Entspannungsübungen zu machen oder kurz zu meditieren, um den Parasympathikus zu stimulieren und ihm mehr Raum zu geben.

Auch autogenes Training hilft, wieder herunterzufahren. Autogenes Training basiert auf dem Prinzip der Autosuggestion – es ist also unsere Vorstellungskraft gefragt. Das hat nichts mit übersinnlichen Kräften oder Esoterik zu tun, sondern es geht um die Kraft unserer Gedanken. Und die sind schließlich nichts anderes als Nervenimpulse. Mit ihrer Hilfe und mit etwas Übung können wir unserem Vegetativum beruhigende, entspannende Botschaften senden.

Die Klassiker des autogenen Trainings sind die Schwereübung und die Wärmeübung: Wenn wir in Gedanken kontinuierlich »Mein linker Arm ist ganz schwer« wiederholen, so werden unsere Muskeln irgendwann entspannen und wir können wahrnehmen, dass sich der Arm tatsächlich schwerer anfühlt. Ähnlich funktioniert es, wenn wir uns mehrfach vorsagen: »Mein rechtes Bein ist ganz warm«, und wir uns das intensiv vorstellen. Damit sorgen wir für eine Erweiterung der Blutgefäße und folglich für eine wohlige Wärme.

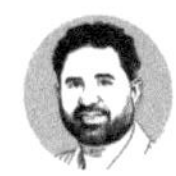

Dass das wirklich klappt, ist keine Zauberei. Schließlich können wir inzwischen schon allein mit der Kraft unserer Gedanken beziehungsweise der entsprechenden Nervenimpulse Computer und Roboter steuern. Die Medizin macht sich das bei der Prothesenversorgung von Patienten heutzutage bereits zunutze, Stichwort Neuroprothetik. Aber das würde jetzt zu weit führen.

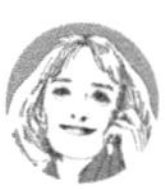

Dann halten wir fest: Es gibt vieles, womit wir Patienten selbst einen Beitrag zur Erhaltung oder Wiederherstellung unseres Wohlbefindens leisten können.

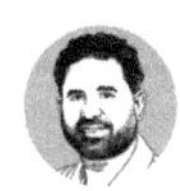

Definitiv. Diese Dinge sind ein wesentlicher Bestandteil für den Weg zur Genesung. Aber eben nur einer. Denn auch wir Ärzte sind gefragt: Ich muss als Arzt klar und einleuchtend erklären können, WARUM es sinnvoll ist, dass Sie an dieser oder jener Stelle aktiv werden und wie Sie sich gezielt selbst helfen können. Wenn der Arzt verdeutlichen kann, welche Maßnahmen welche Wirkung erzielen und weshalb, dann fällt es dem Patienten ganz sicher leichter, einen Nutzen oder Gewinn für sich zu erkennen. Meine Patienten sind motivierter, mitzuarbeiten, sobald ihnen einleuchtet, auf welche Weise sie ihren Körper und ihre Psyche beeinflussen und wie sie sich selbst damit **den Rücken stärken** können.

Gesundheit ist eine Brücke, an der Arzt und Patient jeden Tag von beiden Seiten aus bauen müssen. Ansonsten werden wir uns nie in der Mitte treffen. Und das wäre doch schade, denn schließlich geht es hier ja nicht um irgendwas, sondern um unseren Körper. Der sollte uns schon wichtig sein, wir haben schließlich nur diesen einen!

Jemandem den Rücken stärken

Hinten haben wir Menschen nun einmal keine Augen, daher ist unser Rücken von jeher sehr verwundbar. Als Kriege noch mit Schwertern ausgefochten wurden, tat man also gut daran, seinen Mitstreitern den Rücken zu stärken, um sie – und damit auch sich selbst – vor feindlichen Angriffen zu schützen. Man kämpfte Rücken an Rücken und deckte so die Schwachstelle des anderen. Da man deutlich mehr Handlungsfreiheit hatte, wenn man einen starken Partner im Rücken wusste, hat sich daraus die Bedeutung der Unterstützung entwickelt.

Kapitel 9
Neulich in der Praxis: Warum sagt man eigentlich … jemandem die Daumen drücken?

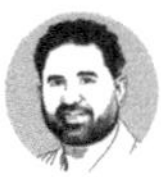

Wie lief denn Ihr Vortrag, von dem Sie beim letzten Mal erzählt haben? Ich habe Ihnen selbstverständlich die Daumen gedrückt – auch wenn ich nach wie vor nicht weiß, warum man ausgerechnet die Daumen drückt!

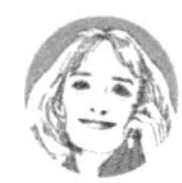

Der Vortrag lief gut, danke, dass Sie mir die Daumen gedrückt haben! Die Redewendung haben wir aller Wahrscheinlichkeit nach den alten Römern zu verdanken. Bei den Gladiatorenkämpfen im alten Rom entschied das Publikum in der Arena, was mit den unterlegenen Gladiatoren passieren sollte. Wenn sie die Hand hoben und den Daumen ausstreckten, der für die Römer damals das Schwert symbolisierte, dann bedeutete diese Geste, dass der Kopf des Verlierers rollen sollte. Versteckten sie den Daumen allerdings in der geschlossenen Hand, so sollte der Unterlegene begnadigt werden und durfte weiterleben.[27] Belegt ist diese Herkunft unter anderem durch ein Zitat des römischen Naturforschers Plinius des Älteren, der vor rund 2.000 Jahren das naturkundliche Wissen der damaligen Zeit in einer Art Enzyklopädie zusammentrug. In dem darin enthaltenen Kapitel über Heilmittel findet sich der Satz: »Pollices, cum faveamus, premere etiam proverbio iubemur«[28], auf Deutsch also: »Schon das Sprichwort fordert uns auf, **die Daumen zu drücken,** wenn wir jemandem geneigt sind.«

Sie hätten mir allerdings auch »den Daumen halten« können, denn auch damit wünscht man Glück. Der feine Unterschied: Diese Formulierung stammt eher aus dem germanischen Volksglauben. Im Mittelalter symbolisierte der Daumen nämlich böse Geister wie Kobolde, Hexen oder Dämonen. Hielt man den Daumen nun gepackt, so hinderte man eben jene Geister daran, ihr Unwesen zu treiben und Pech und Unheil zu verbreiten.[29]

Im Englischen werden übrigens nicht die Daumen gedrückt, sondern die Finger überkreuzt: Wenn man jemandem viel Glück wünschen will, sagt man »Fingers crossed!«. Und auch in vielen anderen Sprachen und Ländern wünscht man mit gekreuzten Fingern oder den gedrückten Daumen Glück, zum Beispiel im Spanischen, Italienischen und Französischen oder in den Niederlanden, in Estland, Schweden, Russland und Südafrika.[30]

Aber natürlich hätten Sie mir auch Hals- und Beinbruch wünschen können …

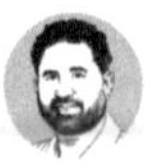

Frau Kohlmann, das würde ich doch niemals tun!

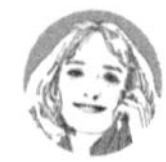

Ja, okay, ich kann mir vorstellen, dass dieser Ausspruch bei Ihren operativen Kollegen etwas höher im Kurs steht.

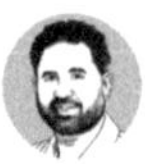

Auch das wage ich zu bezweifeln. Ehrlich gesagt hat sich mir nie erschlossen, warum man jemandem wünscht, dass er sich die Knochen bricht, und das dann auch noch Glück bringen soll …

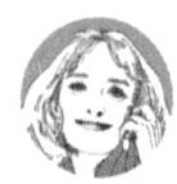

Da kann ich zumindest teilweise für etwas Klarheit sorgen – aber eben nur teilweise, denn ganz einig ist man sich darüber in der Sprachwissenschaft nicht. Eine Theorie der Herkunft dieses gut gemeinten Wunsches schreibt ihn dem Hebräischen »hazlóche un bróche« zu, was in etwa »Glück und Segen« bedeutet. Durch Missverständnisse und Lautverschiebungen wurde nach dieser Theorie dann irgendwann »Hals- und Beinbruch«.

Eine andere Erklärung bietet Rolf-Bernhard Essig an, nämlich den alten Aberglauben an neidische Schicksalsmächte, die positive Wünsche ins Gegenteil verkehren können. Daher die Idee, durch negative Wünsche etwas Positives zu bewirken, wie beispielsweise in der Segelsprache mit dem Ausspruch »**Mast- und Schotbruch!**« oder eben »**Hals- und Beinbruch!**«.[31]

Aber auch wenn Sie mir die Daumen gedrückt haben, muss ich sagen, ich war extrem nervös vor dem Vortrag. Ich hatte ziemlich Schiss davor. Mir war ordentlich flau im Magen und ich hatte einen sehr hartnäckigen **Frosch im Hals.**

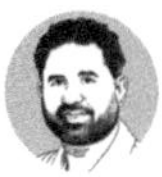

Haben Sie vor dem Vortrag ein paar Mal tief durchgeatmet? Wir neigen gerade unter Anspannung eher zu einer flachen Brustatmung, mit der wir uns allerdings noch zusätzlich einengen. Die Atmung spielt eine nicht zu unterschätzende Rolle, gerade in einer solchen Vortragssituation, denn die Atmung beeinflusst auch, wie sich unsere Stimme anhört.

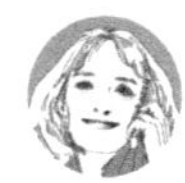

Ja, ich habe mich vor dem Vortrag ganz bewusst ein paar Minuten zurückgezogen. In dieser kurzen Auszeit habe ich alle Störquellen ausgeschaltet und mich nur auf meine Atmung konzentriert. Das hat wirklich geholfen und ich konnte deutlich ruhiger in den Vortrag starten. Aber Schiss hatte ich trotzdem noch. Dafür gibt es bestimmt auch eine plausible medizinische Erklärung, oder?

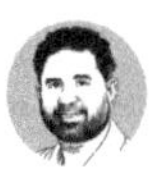

Die gibt es. Aber wie wäre es, wenn wir über Ihr Lampenfieber das nächste Mal reden?

Kapitel 10
Wenn uns die Luft wegbleibt oder … wenn der Arzt zum Mechaniker wird

Es ist und bleibt ein Glück (vielleicht das Höchste),
frei atmen zu können.[32]

Theodor Fontane

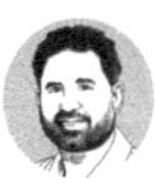

Neulich kam ein 37-jähriger Patient mit dem Verdacht auf Skoliose, also einer Verkrümmung der Wirbelsäule, in meine Sprechstunde. Es stellte sich schnell heraus, dass es sich bei Herrn Sommer lediglich um eine Minimalskoliose von 15 Grad handelte. Da die Skoliose nicht besonders stark ausgeprägt war und bei ihm, da er erwachsen ist, nicht befürchtet werden musste, dass es im Laufe der Zeit schlimmer wird, machte ich mir als Orthopäde und Spezialist auf diesem Gebiet keine größeren Sorgen und wollte Herrn Sommer entsprechend beruhigen. Allerdings merkte ich sehr bald, dass mein erster Eindruck von seinem Krankheitsbild so gar nicht zu meinem ersten Eindruck von dem Patienten selbst passen wollte. Er fühlte sich krumm und schief und hatte starke Schmerzen, was ich auch an seiner Haltung und seinem ganzen Verhalten ablesen konnte.

Jemandem bleibt die Luft weg

Dass Psyche und Atmung eng miteinander verbunden sind, lässt sich dadurch erklären, dass die Atmung durch unser vegetatives Nervensystem gesteuert wird. Unsere Atemmuskulatur reagiert recht unmittelbar auf Erlebnisse und Gefühle, sodass sich unsere Atmung entweder unter Stress beschleunigt oder sie gehemmt wird, wenn wir uns heftig erschrecken. Aus diesem Grund können Atemübungen in psychischen Belastungssituationen wahre Wunder bewirken, wenn uns mal wieder die Luft wegbleibt.

»Ich habe Schmerzen in den Schultern, in den Fingern und in den Beinen, leide unter ständigen Kopfschmerzen, ich sehe Doppelbilder und habe Herzrasen. Ganz oft **bleibt mir auch einfach die Luft weg**. Dann kann ich kaum noch atmen – Sie können sich sicher vorstellen, wie beängstigend das ist. Seit Jahren renne ich jetzt schon von Arzt zu Arzt. Mein erster Weg führte mich damals zu meinem Hausarzt. Er stellte mir ein paar Fragen nach meinen Ernährungsgewohnheiten, Alkoholkonsum und Stress, untersuchte mich und diagnostizierte innerhalb der wenigen Minuten, die ich in seinem Sprechzimmer verbrachte, lediglich eine starke Migräne. Das erklärte für mich aber nicht meine anderen Beschwerden. Also suchte ich als nächstes einen Kardiologen auf – natürlich nicht, ohne eine halbe Ewigkeit auf einen Termin warten zu müssen. Ein wenig erleichtert war ich schon, als dieser sich etwas mehr Zeit nahm und mir nach diversen Ruhe-, Langzeit- und Belastungs-EKGs, Herzultraschalluntersuchungen und einigen Bluttests sagte, dass mit meinem Herzen alles in Ordnung sei. Trotzdem war ich der Ursache meiner Schmerzen keinen Schritt nähergekommen. Um das Ganze etwas abzukürzen: Ich war anschließend noch als Teil der kassenärztlichen Fließbandabfertigung beim Neurologen, beim HNO-Arzt, beim Augenarzt und bei anderen Orthopäden, aber keiner konnte mir sagen, was mit mir los ist. Inzwischen habe ich nicht nur diese Enge in der Brust, sondern fühle mich auch förmlich **in die Enge getrieben**, weil mir langsam die Ärzte ausgehen. Das kann so nicht weitergehen, es muss doch eine Ursache für das alles geben!«

Wenn ich Herrn Sommer jetzt sagen würde, dass seine geringgradige Skoliose ebenfalls nicht die Ursache seiner Beschwerden sein konnte, was medizinisch korrekt gewesen wäre, würde ihm das auch nicht weiterhelfen, das spürte ich. Seine Verzweiflung und Hilflosigkeit, aber auch seine Wut, weil keiner der Ärzte etwas für ihn tun konnte, waren für mich in diesem Moment sehr greifbar – und auch begreifbar. Hilflosigkeit ist eine der schlimmsten Emotionen für uns Menschen. Einer Situation oder einem anderen Menschen vollkommen hilflos ausgeliefert zu sein, ist schier unerträglich. Mir war klar, dass ich ihn mit der Aussage »Sie müssen sich keine Sorgen machen, Ihre Skoliose ist nicht stark ausgeprägt, damit können Sie ohne größere Einschränkungen leben!« nicht würde beruhigen können. Im Gegenteil, ich würde ihn damit eher weiter verunsichern.

Hinzu kam, dass Herr Sommer zwischenzeitlich für sich selbst – möglicherweise mit der Hilfe von Dr. Google – bereits eine Erklärung gefunden zu haben glaubte: »Ich denke, dass da ein Wirbel rausgesprungen sein muss. Früher konnte ich mich immer selbst wieder einrenken, aber das geht schon länger nicht mehr. Außerdem bin ich durch die Skoliose wahrscheinlich so verkrümmt, dass Herz und Lunge keinen Platz mehr haben, und das ist die Ursache für meine Atem- und Herzbeschwerden.« Was für den Laien einleuchtend klingen mag. Das ist es aber keineswegs, wenn man weiß, dass kein Mensch mit einem herausgesprungenen Wirbel noch aufrechten Ganges in meine Praxis wandern könnte. Hier lag eine vergleichsweise harmlose Blockierung vor, doch der Patient fühlte sich so stark beeinträchtigt wie bei einer Verletzung, die man vielleicht durch einen schweren Verkehrsunfall erleidet.

Das Problem bestand hier also vielmehr darin, dass zwei verschiedene Systeme beteiligt waren: Die rein körperliche Ebene, auf der eine eher kleine Einschränkung vorlag, und die psychisch-vegetative Ebene, die für ordentlich Durcheinander sorgte. Denn nach all den erfolglosen Arztbesuchen war der Patient extrem unsicher, verzweifelt und hatte sogar Angstzustände, die sehr viel eher das Herzrasen oder die Atemnot erklären können als die somatischen Ursachen.

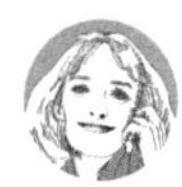

Und was macht man als Arzt in einer solchen Situation? Wie erklärt man das einem Patienten, der seit Jahren auf der Suche nach der Ursache für seine Schmerzen ist? Mit jedem Mal, dass ein Arzt ihm sagte: »Da ist nichts!«, fühlte er sich doch wieder ein Stück mehr wie ein Simulant oder Hypochonder.

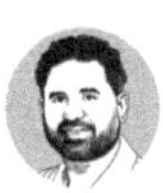

Das erleben Ärzte nicht gerade selten. Statt darauf zu vertrauen, dass der Arzt richtig liegt, wenn er ihm nur ein geringfügiges Problem bescheinigt, sucht der Patient so lange weiter, bis er einen Arzt findet, der ihm ein größeres Problem »zugesteht«. Wenn Herr Sommer nun auch von mir keine niederschmetternde Diagnose erhielte, würde ihm das also nicht helfen, sondern es würde ihn noch stärker verunsichern und sein ohnehin inzwischen getrübtes Bild von der Zunft der Mediziner noch dunkler färben. Es würde ihn massiv stressen. Vielleicht nicht bewusst, aber sein vegetatives Nervensystem wäre in höchster Alarmbereitschaft: »Schon wieder ist nichts dabei herausgekommen!«

Aber bei dem ganzen medizinischen Wissen, das uns heutzutage in Form von hochqualifizierten und -spezialisierten Ärzten einerseits, aber (leider?) auch Dr. Google andererseits zur Verfügung steht, haben wir verlernt, die Signale unseres Körpers wahrzunehmen, richtig zu deuten und darauf zu vertrauen, dass er vieles aus sich selbst heraus in den Griff bekommt. Vorausgesetzt jedoch, dass unser vegetatives Nervensystem mitspielt.

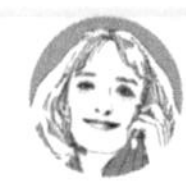

Das scheint mir in der Tat ein großes Dilemma zu sein. Ich kann sehr gut nachvollziehen, wie zermürbend es sein muss, wenn man jahrelang erfolglos auf der Suche nach der Ursache für seine Beschwerden ist. Solche Fälle kenne ich auch aus meiner eigenen Familie. Mir fällt auf, dass Ihr Patient sich »in die Enge getrieben« fühlte. Er schien also in Bezug auf seine Beschwerden tatsächlich keinen Ausweg mehr gesehen zu haben, was natürlich sehr beängstigend ist. Interessanterweise leitet sich auch das Wort »Angst« etymologisch von »Enge« ab.

Wenn man sich jetzt vor Augen führt, dass diese Redewendung aus dem Bereich der Jagd stammt, wird dieses Gefühl sehr greifbar, finde ich: In der Jägerei bezeichnet die Enge eine Falle, in die das Wild getrieben wird, damit es leichter erlegt werden kann.[33] Dadurch, dass der Patient schon bei so vielen Ärzten gewesen war, kam es ihm vor, als sei er schon jeden denkbaren Weg gegangen, und trotzdem konnte er den »Jägern«, seinen Beschwerden, bisher nicht entkommen. Es ging ihm also mehr oder weniger wie dem Jagdwild, und dass das kein schönes Gefühl ist, kann ich mir lebhaft vorstellen.

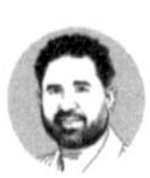

Ja, Herr Sommer fühlte sich, als würde er **mit dem Rücken zur Wand stehen** ...

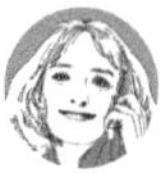

Was ebenfalls zu seinen Symptomen passen würde. Wenn wir mit dem Rücken zur Wand stehen, befinden wir uns redensartlich in einer ausweglosen Situation – wir können weder vorwärts noch rückwärts, und das macht uns Angst. Wir fühlen uns bedrängt oder gar bedroht. Eine solche Situation hat sicher jeder von uns schon mal erlebt – so etwas kann einem durchaus auch physisch die Luft zum Atmen nehmen. Da ist zunächst nur ein kleines Problem, aber wir finden einfach keine Ursache. Die Unsicherheit wächst mit jedem weiteren – gefühlt erfolglosen – Arztbesuch. Die Beschwerden werden immer stärker und irgendwann kreisen die eigenen Gedanken nur noch um die Schmerzen. Das vegetative Nervensystem steht dann unter Dauerstress und kommt überhaupt nicht mehr zur Ruhe – und wir ebenfalls nicht. Damit bremsen wir uns und die Selbstheilungskräfte unseres Körpers wirklich sehr effektiv aus …

Mit dem Rücken zur Wand stehen

Wurden Duelle früher im Fechtkampf ausgetragen, brauchte man Bewegungsfreiheit und musste ausweichen können, um zu überleben. Wurde ein Fechter so weit zurückgedrängt, dass er mit dem Rücken zur Wand stand, war seine Lage nahezu aussichtslos. Die Bedeutung der Ausweglosigkeit hat sich bis heute in der Redewendung gehalten.

Wenn ich das richtig sehe, haben wir hier einen Teufelskreis: Ein körperliches Problem, für das keine Ursache gefunden werden kann, verursacht Unsicherheit. Diese verstärkt durch die Einwirkung auf Sympathikus und Co. die Symptome, da beim vegetativen Nervensystem ankommt: »Ah, der Körper hat ein Problem, da muss ich aktiv werden!« Dadurch werden die körperlichen Baustellen wiederum größer, es kommt zu Schlafstörungen, Schonhaltungen etc. Wenn das dann über Jahre so weitergeht, wird es immer schwerer, aus dieser sich selbst verstärkenden Negativspirale wieder herauszukommen.

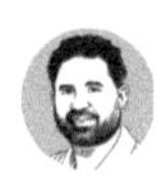

In einem solchen Fall kann meistens nur noch ein psychologischer Ansatz weiterhelfen. Zum Glück gibt es hierfür die nötigen Fachexperten.

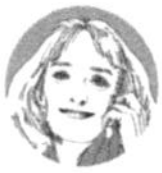

Wo Sie gerade die Fachexperten erwähnen: Mir ist aufgefallen, dass Sie jetzt schon zweimal »Dr. Google« erwähnt haben – dem scheinen Sie eher skeptisch gegenüberzustehen?

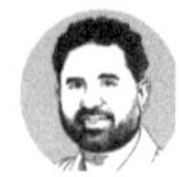

Ja – und nein. Natürlich finde ich es gut, wenn sich ein Patient informieren möchte. Arzt und Patient sollten ja möglichst ein Team bilden, das gemeinsam an der Genesung des Patienten arbeitet. Letztlich ist es aber der Patient, der die Entscheidungen treffen muss. Als Arzt kann ich Behandlungsoptionen aufzeigen, aber entscheiden muss der Patient für sich selbst. Und das kann er nur, wenn er möglichst gut informiert ist. Allerdings ist es leider nicht so einfach, aus der Informationsflut des Internets die richtigen oder zur eigenen Situation passenden Informationen herauszufiltern. Patienten sollten auf jeden Fall darauf achten, Seiten von seriösen Anbietern anzusteuern und am besten auch mit ihrem Arzt besprechen, welche weiterführenden Informationsquellen er empfehlen kann.

Aber letztlich ist die Frage der Informationen natürlich auch eine Frage der Perspektive.

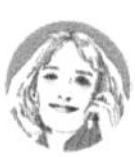

Inwiefern?

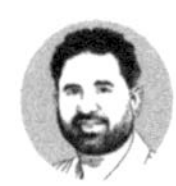

Na ja, Sie haben ja selbst schon festgestellt, dass es manchmal gar nicht so einfach ist, die Ursache von Beschwerden eindeutig zu identifizieren. Nehmen wir als Beispiel mal Bauchschmerzen. Hier sind sich möglicherweise schon die verschiedenen Disziplinen der Schulmedizin nicht einig, was in einem konkreten Fall die Ursache ist – Internist, Gastroenterologe, Nephrologe, Proktologe, Urologe oder Gynäkologe, alle haben hier vielleicht eine Vermutung, was auf der somatischen, also der körperlichen Ebene die Beschwerden auslösen könnte. Suchen wir dann auch noch einen Vertreter einer alternativmedizinischen Disziplin auf, also einen Heilpraktiker, Naturheilkundler oder Heilkundler im Bereich der traditionellen chinesischen Medizin, so wird wahrscheinlich auch von diesen jeder eine zu seinem Gebiet passende Erklärung für die Beschwerden finden. Ob eine davon dann aber auch für den Patienten die passende Erklärung ist, wird und kann sich erst durch den hoffentlich eintretenden Heilungserfolg zeigen. Oftmals liegen die eigentlichen Ursachen allerdings gar nicht auf der körperlichen Ebene – und dann wird es umso schwieriger, den Weg zur Heilung zu finden.

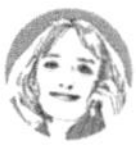

Das leuchtet mir ein. Aber zurück zu Ihrem Patienten – was haben Sie ihm denn letztlich gesagt?

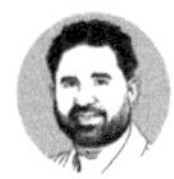

Um Herrn Sommer nicht vor den Kopf zu stoßen, habe ich versucht, ihm mit einer Analogie zu helfen: »Stellen Sie sich vor, Ihr Auto hat einen unschönen Kratzer am Kotflügel und eine Delle in der Motorhaube. Sie fahren damit in die Werkstatt. Wenn Sie jetzt dem Mechaniker erklären wollen, dass aufgrund des Kratzers und der Delle in der Motorhaube der Motor nicht rundläuft und das Getriebe Aussetzer hat, wird er Ihnen vehement widersprechen und Sie fragen, wie Sie auf diese Idee kommen. Aber für Sie ist die Sache klar: Motor und Motorhaube, da sieht man ja schon an den Begriffen, dass ein Zusammenhang bestehen muss. Außerdem passt auch die örtliche Nähe, denn der Motor befindet sich in aller Regel direkt unter der Motorhaube. Also sind Sie davon überzeugt, dass die Delle dafür verantwortlich ist, dass dem Motor »die Luft wegbleibt«, er weniger gut arbeiten kann und es in der Folge zu weiteren Defekten kommt. Der Mechaniker kennt sich allerdings etwas besser mit dem Auto aus. Er weiß, wie die Zusammenhänge sind, und ihm ist klar, dass eine Delle in der Motorhaube nicht dafür verantwortlich sein kann, dass der Motor stottert und nach Luft ringt. Denn auch wenn es zwischen Motorhaube und Motor eine begriffliche Verwandtschaft gibt, sind diese beiden Teile oder Systeme doch voneinander unabhängig. Sicherlich wären Sie bereit und in der Lage, dem Mechaniker zu glauben – weil Sie wissen, dass er der Experte ist. Und nun bitte ich Sie, auch mir zu glauben.«

Ich hoffe, dass ich mit diesem Bild zumindest ein Stück weit zu Herrn Sommer durchdringen konnte. Es schien mir, als würde er immerhin versuchen, meine Erklärungen etwas unvoreingenommener zu betrachten.

Er schaute mich daraufhin eine Weile lang gedankenverloren an und ich konnte spüren, dass er mit sich kämpfte. Irgendwann merkte ich, dass er innerlich einen Entschluss gefasst hatte. Und tatsächlich vertraute er sich mir an: »Mein Leben ist bisher eigentlich total geradlinig verlaufen. Aber vor zwei Jahren ist meine Frau ganz plötzlich verstorben – wir waren noch gar nicht so lange verheiratet. Sie war schwanger, mit unserer ersten Tochter. Wir waren so glücklich. Und dann ... habe ich beide verloren. Das hat mich völlig aus der Bahn geworfen und irgendwie ist mein Leben komplett **aus dem Lot geraten**. Kurz danach haben dann diese Schmerzen begonnen. Irgendwie **läuft seitdem** alles **schief**.«

Aus dem Lot geraten
Das Lot kennen wir aus dem Bauhandwerk. Maurermeister prüfen mit dem Richtlot, ob eine Senkrechte auch wirklich senkrecht ist, denn nur dann hat eine Mauer die nötige Stabilität. Geraten wir Menschen aus dem Lot, laufen auch wir Gefahr, instabil zu werden und unser physisches oder psychisches Gleichgewicht zu verlieren.

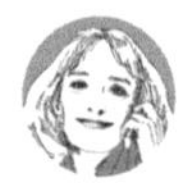

Hatte er die Skoliose denn schon vorher? Ich frage mich gerade, ob seit dem Tod seiner Frau nicht nur in seinem Leben alles schiefgeht, sondern auch er selbst schief geht und steht.

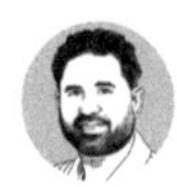

Da sprechen Sie genau das aus, was mir in diesem Moment auch durch den Kopf geschossen ist. Bei Patienten mit Skoliose ist es nicht ungewöhnlich, dass sie mir erzählen, dass sie **ihre eigene Mitte verloren** haben, **auf die schiefe Bahn** oder **in Schieflage geraten** sind. Gerade bei Heranwachsenden und jungen Erwachsenen, bei denen sich eine bestehende

Auf die schiefe Bahn geraten
Gerät ein Gegenstand auf die schiefe Bahn und kommt ins Rutschen, wird seine Abwärtsbewegung immer schneller und ein unsanfter Aufprall ist quasi vorprogrammiert. Im übertragenen Sinne gilt für uns Menschen Ähnliches: Wenn jemand auf die schiefe Bahn gerät, geht es mit ihm rapide bergab und man kann nur hoffen, dass er rechtzeitig gegensteuern kann.

Skoliose plötzlich verschlechtert, gibt es hier auffallend häufig einen Zusammenhang. Wenn in ihrem Leben etwas **aus dem Gleichgewicht gerät**, wirkt sich das nicht selten auf die Wirbelsäule aus, wenn ohnehin schon eine Verkrümmung vorliegt. Das war auch bei Herrn Sommer der Fall. Auch bei ihm war die Skoliose bereits bekannt, sie hatte ihm früher jedoch nie Probleme bereitet. Das fing erst nach dem Verlust seiner Frau und seiner ungeborenen Tochter an.

> **Aus dem Gleichgewicht geraten**
> *Aus dem Gleichgewicht geraten wir nicht nur, wenn wir über das lose Kopfsteinpflaster stolpern, sondern auch dann, wenn wir unsere Gelassenheit verlieren. Dann ergeht es uns wie den früher gebräuchlichen Balkenwaagen: Wurden in deren Waagschalen unterschiedlich schwere Gewichte gelegt, schlug eine der Waagschalen nach unten aus. In einem solchen Fall sollten wir tunlichst dafür sorgen, unsere inneren Waagschalen wieder in die richtige Balance zu bringen.*

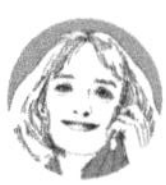

Dann war die Skoliose also nicht ausschlaggebend für seine Beschwerden, sondern die Überaktivierung seines vegetativen Nervensystems. Dadurch, dass Symphatikus und Co. ständig das Signal bekommen haben, dass ein massives körperliches Problem vorliegt, mussten sie davon ausgehen, dass der Körper auf diese Belastung reagieren muss, und haben ihn aus dem Lot gebracht und – leider dauerhaft – durch Erhöhung von Atemfrequenz und Puls auf Kampf oder Flucht vorbereitet. Auch wenn das in seinem Fall natürlich nicht sinnvoll war.

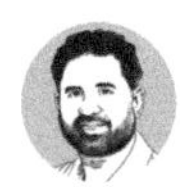

Das als Patient zu erkennen, ist zugegebenermaßen sehr schwierig, da den wenigsten diese Zusammenhänge klar sind. Bei Herrn Sommer beispielsweise hat der messbare Grad seiner Wirbelsäulenverkrümmung durch sein traumatisches Erlebnis nicht zugenommen. Aber dass keine körperlichen Auslöser auszumachen sind, bedeutet eben nicht, dass er sich alles nur einbildet! Das ist sowohl für Ärzte als auch für Patienten sehr wichtig zu verstehen, und auf dieser Basis müssen wir kommunizieren: Der Patient simuliert nicht. Der Patient übertreibt auch nicht. Der Patient hat diese Schmerzen. Die Ursache liegt allerdings auf einer anderen Ebene – in einem anderen System.

Hildegund Heinl, die als Begründerin der psychosomatischen Orthopädie gilt, beschreibt diesen Zusammenhang in ihrem Buch *Körperschmerz – Seelenschmerz* wie folgt: »Diese psychosomatischen Schmerzen sind nach neusten Erkenntnissen mit stofflich fassbaren feinstrukturellen Veränderungen im Nervensystem verknüpft, welche die auftretenden Schmerzzustände hinreichend erklären. [...] Solche psychosomatischen Schmerzen sind also nicht einfach nur ›eingebildet‹ (wie Laien manchmal meinen); vielmehr haben sie eine neurobiologisch fassbare Ursache [...].«[34]

Dieser Ansicht schließe ich mich an: Die Ursache ist nicht rein somatisch, sondern psychosomatisch und somit durch den Patienten über das vegetative Nervensystem beeinflussbar. Positiv wie negativ. Doch das positive Einwirken auf das Unbewusste ist sehr viel schwieriger und es braucht Zeit und Geduld.

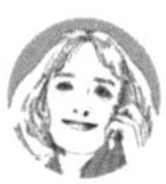

Zeit und Geduld brauchen hier beide – Arzt und Patient! Der Patient braucht einen Arzt, der sich die Zeit nimmt, ihm diese Zusammenhänge zu erklären, und der Arzt braucht einen Patienten, der die Zeit und Geduld aufbringt, das Gehörte für sich zu reflektieren und zu verinnerlichen.

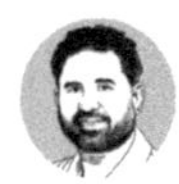

Ganz genau. Am Beispiel dieses Patienten habe ich einmal mehr erkannt, dass wir Ärzte uns hier viel stärker in die Situation unserer Patienten hineinversetzen müssen. Es ist nicht so, dass Patienten unsere Aussage »Da ist nichts!« für bare Münze nehmen und denken »Klar, er ist der Fachmann, er kennt sich aus, also kann ich beruhigt sein«. Für den Arzt mag die Sache damit erledigt sein, aber so einfach ist es leider nicht. Denn der Patient hat seine Beschwerden ja trotzdem noch, und wenn der Arzt nicht zu ihm durchdringen kann und der Patient stattdessen im Internet Erfahrungsberichte von anderen Patienten liest, denen es – in seinen Augen – genauso ergangen ist wie ihm, glaubt er ihnen im Zweifelsfall mehr als dem Arzt.

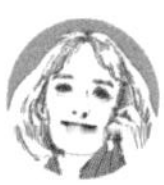

Was auch nicht wirklich verwunderlich ist, denn im Internet verbringen wir Patienten durchschnittlich deutlich mehr Zeit als beim Arzt

– und damit meine ich nicht die überfüllten Wartezimmer. Fakt ist, dass es für uns Patienten schlicht und ergreifend äußerst unbefriedigend ist, wenn wir – überspitzt gesagt – aus der Arztpraxis gefühlt schon wieder draußen sind, bevor wir überhaupt sagen konnten, wo es uns weh tut. Man fühlt sich auf die Diagnose reduziert, wenn man denn das Glück hat, überhaupt eine Diagnose zu bekommen. Das ist dann wie im Restaurant, wenn der Kellner die bestellten Gerichte serviert – nur statt: »Waren Sie die Suppe?«, heißt es dann: »Waren Sie die Skoliose?«.

Doch gerade wenn man so lange nach der Ursache forscht, kommt man irgendwann an den Punkt, dass man lieber eine ernste Diagnose nehmen würde als gar keine. Das mag unlogisch sein, vor allem aus Sicht des Arztes, weil dieser ja bedeutend besser abschätzen kann, was welche Diagnose für den Menschen bedeutet. Und weil es – nüchtern betrachtet – natürlich immer besser ist, wenn nichts »kaputt« ist. Aber wenn die Beschwerden trotzdem nicht weggehen, macht sich Unsicherheit oder sogar Angst breit, und die kann ebenso zermürbend sein wie Hilflosigkeit.

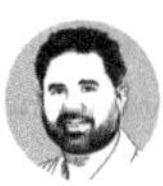

Wenn uns Patienten mit starken Beschwerden aufsuchen, sollten wir Ärzte immer davon ausgehen, dass es nicht nur um körperliche Beschwerden geht, sondern auch belastende Gefühle wie die besagte Angst oder Hilflosigkeit im Spiel sind. Das kennen wir alle: Wenn wir Schmerzen haben, fühlen wir uns nicht gut. Ob diese belastenden Gefühle im Einzelfall erst durch die Beschwerden entstanden sind oder ob darin vielleicht eher die Ursache für die Beschwerden liegt, ist ganz zu Beginn der Arzt-Patienten-Beziehung für den Arzt zunächst zweitrangig.

Wenn ein Patient zum ersten Mal zu uns kommt, geht es für uns Ärzte in erster Linie darum, dass wir eine Atmosphäre schaffen, in der sich unsere Patienten wohl und gut aufgehoben fühlen. Besteht bei den Patienten ohnehin bereits eine gewisse Anspannung, was bei den meisten der Fall sein dürfte, sollten wir diese Anspannung durch eine unpersönliche und von Herablassung oder Hektik geprägte Atmosphäre nicht noch verstärken. Wir sollten unseren Patienten immer die Chance geben, in der Praxis und der Sprechstunde anzukommen – und zwar nicht nur körperlich. Haben wir dieses erste Zwischenziel erreicht, kann sich der Patient bei uns hoffentlich etwas entspannen und wir können gemeinsam anfangen, nach Ursachen und Lösungen zu suchen.

Hier stimme ich mit Giovanni Maio, Professor und Medizinethiker an der Universität Freiburg, überein: »Der Patient möchte nicht nur als Symptomträger ausgefragt, sondern zugleich als Mensch angesprochen werden, und tatsächlich ist ihm nur zu helfen, wenn man ihm mehr mitgibt als Sachinformationen. Der Patient will als Mensch ernstgenommen werden. Das Gespräch muss diesem Anliegen des Patienten gerecht werden.«[35] Und genau an diesem Punkt spielt es dann tatsächlich eine Rolle, herauszufinden, wo in der Gefühlswelt unserer Patienten Ursache und wo Wirkung liegen.

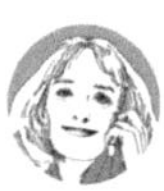

Das ist vermutlich auch einer der Gründe, warum Heilpraktiker und Osteopathen so großen Zulauf haben: Sie nehmen sich Zeit und den Patienten wahr.

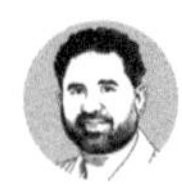

Was das Zeitnehmen angeht, haben sie einfach viel mehr Möglichkeiten als niedergelassene Kassenärzte – aber das ist ein anderes Thema, das für sich allein genommen schon bändeweise Bücher füllen würde.

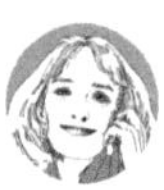

Dann weiß ich ja schon, worüber wir als Nächstes schreiben. Aber den Patienten wahrzunehmen, das sollten nicht nur Heilpraktiker und Osteopathen hinbekommen. Sie geben mit ihrer Zuwendung ihren Patienten Bestätigung und das Gefühl, ganz bei ihnen zu sein. Diese Empathie fördert die Wirkung ihrer Behandlung. Und wenn sie in der Lage sind, durch Zuwendung und Verständnis unser vegetatives Nervensystem so zu stimulieren, dass es zur Ruhe kommen kann, dann ist das in meinen Augen extrem wertvoll. Mit einem solchen Ansatz kann auch eine eigentlich positive Diagnose eines Arztes, dass auf der körperlichen Ebene kein Defekt vorliegt, möglicherweise sehr wirkungsvoll durch das Einwirken auf der psychisch-unterbewussten Ebene ergänzt und vom Patienten verinnerlicht werden. Der

Patient hat dann hoffentlich nicht mehr das Gefühl, dass er **mit dem Rücken zur Wand steht**. Stattdessen hat er im besten Fall so viel Vertrauen in seinen Arzt, dass dieser ihm mit seiner Aussage sogar **den Rücken stärken** kann und ihn seine positive Diagnose **wieder aufrichtet.**

Ich hoffe sehr, dass Ihr Patient aus dem Besuch in Ihrer Sprechstunde ähnlich gestärkt herausgegangen ist und er irgendwann den Verlust seiner Frau verarbeiten kann – vielleicht mit Hilfe der besagten psychologischen Fachexperten. Wenn er das schafft, wird ihm bestimmt nicht mehr die Luft wegbleiben. Er wird sich und sein Leben wieder **ins Lot bringen** und irgendwann wieder durchatmen können. Allerdings nicht, weil seine Wirbelsäule jetzt gerader geworden wäre, sondern weil sich sein vegetatives Nervensystem wieder seinen eigentlichen Aufgaben zuwenden kann.

Kapitel 11
Neulich in der Praxis: Warum sagt man eigentlich … Schiss haben?

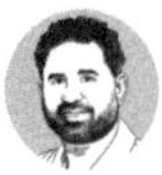

Sie wollten wissen, warum Sie vor Ihrem Vortrag »Schiss hatten«? Das liegt wohl daran, dass unser Magen-Darm-Trakt besonders anfällig ist für Ängste. Hier hat unser Vegetativum schon allein deswegen leichtes Spiel, weil der Vagusnerv unsere Darm-Hirn-Achse bildet. Wenn wir Angst haben, empfindet unser Körper dies als Stress und das Zusammenspiel von Darm, autonomem Nervensystem und Gehirn gerät aus dem Gleichgewicht. Wir sollten uns also weniger wundern, wenn wir das Gefühl haben, dass wir uns vor Angst in die Hose machen werden, wir Schiss haben oder uns etwas auf den Magen schlägt, sondern lieber etwas dagegen tun.

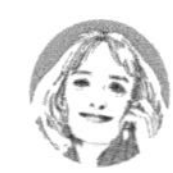

Lassen Sie mich raten: »Etwas dagegen tun« bedeutet nicht, dass wir unsere Hausapotheke aufrüsten und uns mit Magentropfen und -tabletten versorgen sollen.

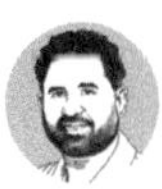

Damit lindern Sie bestenfalls die Symptome, aber langfristig helfen werden die Medikamente Ihnen in der Tat nicht. Nein, ich meinte schon, dass wir uns mit den wirklichen Ursachen auseinandersetzen sollten. Stellen Sie sich vor, Sie starten Ihr Auto und werden von einer der Warnleuchten begrüßt, die Sie wenig verheißungsvoll anblinkt. Wenn Sie nun dafür sorgen, dass die Warnleuchte Sie nicht mehr nervt, indem Sie sie mit mehreren Schichten Klebeband abdecken, sind Sie zwar das irritierende Blinken los, aber die eigentliche Fehlfunktion – möglicherweise gar einen Motorschaden – haben Sie damit nicht gelöst. Ein Medikament würde genau wie das Klebeband die interne Warnleuchte Ihres Körpers überlagern oder kurzfristig ausschalten, aber nicht die zugrunde liegende Problematik beheben.

In angstgeprägten Situationen wie einer Prüfung oder Ihrem Vortrag ist es auch gar nicht so schwer, die Ursache anzugehen. Hier hilft es häufig schon, wenn man sich fragt, warum man diese Angst empfindet. Wenn Sie wissen, dass Sie Ihren Vortrag gründlich vorbereitet haben, können Sie Ihrer Angst getrost sagen, dass sie Ihnen im Weg steht. Das mag sich etwas seltsam anhören, aber Angst kann tatsächlich objektiviert werden – und ein Objekt, das man zur Seite stellen kann, stellt kein Hindernis mehr dar. Natürlich braucht das einige Übung; ein derartiges Umdenken und das Umsetzen einer neuen Herangehensweise funktionieren nicht von heute auf morgen. Aber Sie werden sehen: Wenn Sie am Ball bleiben, werden Sie irgendwann völlig entspannt Vorträge halten können. Und dann werden Sie sicherlich auch keinen Frosch mehr im Hals haben.

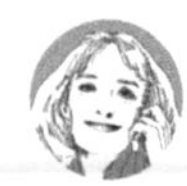

Das wäre sehr begrüßenswert! Dieses Lampenfieber ist wirklich lästig. Allerdings frage ich mich immer noch, warum man eigentlich ausgerechnet von einem Frosch im Hals spricht – das können Sie mir doch sicher erklären.

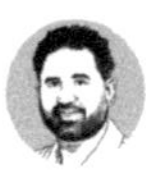

Dazu kann ich Ihnen in der Tat etwas sagen, aber das hebe ich mir noch ein wenig auf. Wie wäre es, wenn wir nächstes Mal zuerst das Lampenfieber etwas näher beleuchten?

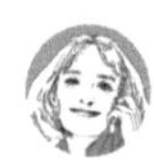

Einverstanden. Mal sehen, was wir dazu herausfinden!

Kapitel 12
Wenn uns die Probleme im Nacken sitzen oder … warum Säbelzahntiger heute anders aussehen

Herr, gib mir die Gelassenheit, Dinge hinzunehmen,
die ich nicht ändern kann,
den Mut, Dinge zu ändern, die ich ändern kann,
und die Weisheit, das eine vom anderen zu unterscheiden.[36]

Reinhold Niebuhr

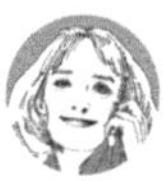

Als ich neulich mit meiner Freundin Sabine gemütlich bei einer Tasse Kaffee zusammensaß, erzählte sie mir, dass sie seit einer Weile furchtbare Nacken- und Rückenschmerzen hat. Als sportaffinem Menschen, der auch schon als Trainer Erfahrungen gesammelt hat, begegnen einem Nackenschmerzen bei seinen Schützlingen nun nicht gerade selten. Man neigt allerdings dazu, sie bei sich selbst zu ignorieren, denn eigentlich kann es ja gar nicht sein, dass man welche hat: Kopfkissen, Matratze und Lattenrost sind perfekt aufeinander abgestimmt, der Schreibtisch ist höhenverstellbar, der Bürostuhl hat mehr gekostet als ein Kleinflugzeug, Tastatur und Maus sind höchst ergonomisch geformt. Man ist in die Geheimnisse des dynamischen Sitzens eingeweiht und hat selbstverständlich neben dem Bürostuhl auch noch einen Wackelhocker und einen Fitnessball als Sitzmöbel für den Job. Man macht brav immer mal wieder eine Pause, räkelt, streckt und dehnt sich, und in der Freizeit steht natürlich auch genug Sport auf dem Programm. Man kennt schließlich die einschlägigen Übungen. Und genau so ging es auch Sabine.

Wenn Ihre Freundin das alles beherzigt, hört sich das für mich erst einmal gut an. Wovon hat Ihre Freundin denn ihre

Nacken- und Rückenschmerzen, wenn diese Dinge als mögliche Ursachen ausscheiden?

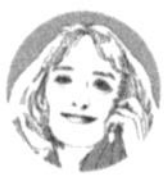

Genau diese Frage habe ich Sabine auch gestellt – irgendeinen Grund musste es ja geben. Aber sie schüttelte nur den Kopf, schnitt dabei eine schmerzverzerrte Grimasse und meinte: »Weiß nicht.«

Erst als wir einige Zeit später vom Kaffee zum Tee übergegangen waren, kamen wir der Sache näher: Sie hatte eine Kollegin, mit der sie in letzter Zeit immer häufiger aneinandergeriet. »Und wenn ich ihr dann zehn Mal erkläre, wie sie das machen soll, und sie kapiert es immer noch nicht, dann **stellen sich mir die Nackenhaare auf** und ich **hab jedes Mal so einen Hals**!«, platzte es aus ihr heraus, während sie mit ihren Händen eine überdimensionierte Halskrause andeutete. Obwohl Sabine nur davon erzählte, konnte ich sehen, wie ihre Halsschlagader in diesem Moment wild pulsierte. Hätte sie eine hochgeschlossene Bluse getragen, wäre ihr förmlich **der Kragen geplatzt**. Wider Willen musste ich schmunzeln. Sabine regt sich normalerweise nicht so leicht auf, daher entbehrte dieser Moment nicht einer gewissen Komik. Aber wenn ihr die Kollegin derart **gegen den Strich ging**, dass sich ihr wie bei einer Katze im Kampfmodus **die Haare sträubten**, dann musste ihr die ganze Situation wirklich sehr nahe gehen. Sie trug ihre Kollegin, bildlich gesprochen, wie eine Last auf ihren Schultern – kein Wunder, dass sie davon Nackenschmerzen bekam!

Jemandem platzt der Kragen
Dass uns vor Wut der Kragen platzt, kann tatsächlich passieren, da sich unsere Gefäße mit steigendem Blutdruck weiten. Das Anschwellen der Halsschlagader, nicht ganz zufällig auch Zornesader genannt, ist dann deutlich zu erkennen. In solchen Fällen ist es ratsam, den obersten Hemdknopf zu öffnen – oder sich am besten gar nicht erst aufzuregen.

Wenn **uns unsere Probleme im Nacken sitzen**, fühlt es sich für uns an, als würden sie sich heimtückisch von hinten anschleichen. Soll heißen: Wir sehen nicht auf Anhieb, dass da ein Problem auf uns zukommt, und nehmen es nicht sofort wahr. Meistens spüren wir erst dann, dass wir ein Problem mit einer Situation haben, wenn es uns bereits buchstäblich **im Genick gepackt** hat. Das Genick, also unser Nacken, ist evolutionsgeschichtlich betrachtet eine Stelle, an der wir sehr verwundbar sind und die potenziell tödlich verletzt werden kann – anders als, sagen wir, eine Hand. Raubtiere wie beispielsweise Großkatzen oder Wölfe versuchen, ihre Beute durch einen gezielten Biss in den Nacken möglichst schnell zu töten.[37] Wenn wir eine Bedrohung wahrnehmen, die von hinten auf uns zukommt, laufen wir instinktiv weg – die Evolution hat uns gelehrt, dass das sinnvoll ist. Es mag in grauer Vorzeit durchaus zielführend gewesen sein, als der Mensch gerne mal von einem Säbelzahntiger gejagt wurde. Aber diese possierlichen Tierchen sind heutzutage glücklicherweise weitgehend ausgestorben.

Unsere heutigen Probleme haben allerdings die lästige Angewohnheit, sich ähnlich hartnäckig wie besagte Säbelzahntiger in uns zu verbeißen, wenn wir versuchen, ihnen auf diese Art aus dem Weg zu gehen. Weglaufen funktioniert nicht. Sitzen uns also unsere Probleme erst einmal im Nacken, fühlen wir uns unter Druck gesetzt, bedrängt oder sogar massiv bedroht.[38]

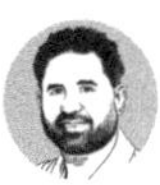

Diese Gefühle sind im wahrsten Sinne des Wortes ein gefundenes Fressen für unser vegetatives Nervensystem. Denn genau dafür haben wir ja unser Vegetativum: Es soll uns schützen, wenn wir einer Bedrohung ausgesetzt sind.

Hier ist zunächst einmal der Sympathikus gefragt, also der Teil des autonomen Nervensystems, der wie eingangs beschrieben für die »Action« in uns zuständig ist. Der Sympathikus entscheidet in einer brenzligen Situation für uns, ob wir kämpfen oder fliehen (*fight or flight*). In beiden Fällen braucht unser Körper eine Menge Energie. Der Sympathikus beschleunigt dafür beispielsweise unsere Atmung, sodass mehr Sauerstoff zu den Muskeln gelangt, kurbelt den Stoffwechsel und die Herzfrequenz an, sorgt für die Bildung von Stresshormonen wie Adrenalin und Noradrenalin und reduziert gleichzeitig Funktionen, die in diesem Moment nicht benötigt werden, zum Beispiel die Verdauung.

So gewinnt der Körper die Energie, die er braucht, um mit der Gefahr fertig zu werden.

Wenn wir den Säbelzahntiger besiegt haben oder ihn bei unserer Flucht erfolgreich abhängen konnten, ist anschließend Ausruhen angesagt. Der Parasympathikus wird aktiv. Die Atmung verlangsamt sich, die Verdauung wird wieder aktiviert, Blutdruck und Puls finden zu ihrem normalen Niveau zurück. Eine dritte Reaktionsmöglichkeit auf eine Gefahrensituation, die ebenfalls vom vegetativen Nervensystem gesteuert wird, ist das Erstarren (*freeze*). Auch hier erhöht sich die Herzfrequenz und die Muskeln spannen sich an. Hält dieser Zustand länger an, beginnen wir zu zittern. Für welche dieser Reaktionen Ihr Körper sich entscheidet, ist einerseits Typsache und andererseits abhängig von der jeweiligen Situation. Wichtig ist aber in jedem Fall, dass Ihr Körper erkennt, wann er den Alarmzustand wieder beenden kann.

Nun hat sich der Säbelzahntiger evolutionär gesehen nicht durchsetzen können. Der Mensch schon. Offenbar hat uns unser autonomes Nervensystem und damit auch die Angst, also das Gefühl, das diese Reaktionen auslöst, historisch betrachtet schon so manchen guten Dienst erwiesen. Wenn wir in unserer heutigen Wohlstandsgesellschaft in Situationen geraten, über die wir uns Sorgen machen, geht es dabei allerdings nur noch selten um Leben und Tod. Dennoch werden diese Situationen von unserem Körper als Gefahr oder Bedrohung interpretiert.

Prof. Albrecht Hempel, Professor für Integrative Medizinische Wissenschaften an der Steinbeis-Hochschule Berlin, bringt dieses Phänomen treffend auf den Punkt – unsere Angst ist gelangweilt: »Sie hat einfach nichts zu tun, was ihrer Bedeutung angemessen wäre. [...] Sich Sorgen zu machen ist nichts anderes als Angst, die aus lauter Langeweile an den Fingernägeln kaut und immer wieder dort auftaucht, wo sie gar nicht gebraucht wird. Dabei bindet sie, wie jede andere Angst auch, Kräfte und Energien, die uns für andere wichtige Dinge des Lebens fehlen.«

Trägt Ihr ganz persönlicher Säbelzahntiger beispielsweise einen dunkelblauen Anzug mit roter Krawatte und sind Sie ihm über Jahre hinweg viele Stunden täglich ausgesetzt, ist dies zwar nicht unmittelbar lebensbedrohlich, aber die Angst beziehungsweise Sorge ist ständig präsent und die angestaute Stressenergie kann sich nicht mehr entladen. Wir werden krank.

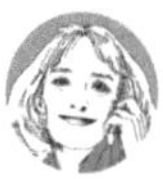

Sabines Säbelzahntiger kombiniert gerne weite Blusen zu High Heels und steht deutlich häufiger in ihrem Büro, als es ihr lieb wäre. »Fight«, »flight« oder »freeze« haben also auch eine Bürodimension. Sabine ist nicht unbedingt der Kämpfertyp, aber es ist durchaus denkbar, dass sie auch mal die Krallen ausfährt und ihrer Kollegin lautstark Widerworte gibt, wenn diese einmal mehr dafür sorgt, dass ihr Adrenalinspiegel in ungesunde Höhen steigt.

Für wahrscheinlicher halte ich allerdings, dass Sabine versuchen wird, solche Situationen aktiv zu vermeiden und der Kollegin bestmöglich aus dem Weg zu gehen. Leider wird es vermutlich auch häufiger vorkommen, dass sie mehr oder weniger erstarrt, es ihr in einem Konflikt **die Sprache verschlägt** und sie **keinen Ton rausbringt.**

Das kennen wir sicherlich alle: Wie oft haben wir uns schon darüber geärgert, dass uns die wirklich schlagfertigen Antworten erst 20 Minuten nach dem Gespräch eingefallen sind?

Etwas verschlägt jemandem die Sprache

Die schlagfertige Antwort auf einen verbalen Angriff fällt uns meistens erst ein, wenn das Gespräch bereits beendet ist – wer kennt das nicht? Wenn wir entsetzt oder verwirrt sind oder gar ein Trauma erlebt haben, kann es vorkommen, dass uns die Worte fehlen oder es uns die Sprache verschlägt. Zum Glück ist diese Blockade meist nur vorübergehender Natur und unser Sprachzentrum im Gehirn nimmt nach ein paar Minuten wieder ordnungsgemäß seine Arbeit auf.

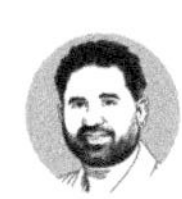

Jetzt wissen wir immerhin, dass wir unserem vegetativen Nervensystem die Schuld dafür geben können. Denn jegliche Art von Stress, auch und gerade solche Konfliktsituationen, führen zu einer erhöhten Anspannung im Kehlkopf. Dadurch wird Druck auf diesen ausgeübt und die Stimmbänder werden nicht mehr mit ausreichend Sauerstoff versorgt. Es **verschlägt uns die Stimme**.

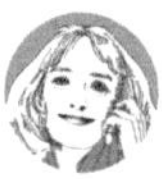

Das alles wäre weniger dramatisch, wenn es nur hin und wieder vorkommen und wenn Sabine aus der jeweiligen Stresssituation auch wieder herausfinden würde. Aber dadurch, dass sich hier ein Dauerstresszustand eingestellt hat, kann ihr Parasympathikus nicht mehr für Entspannung sorgen. Oder zumindest wird es mit jedem Mal schwieriger – und die Reizschwelle jedes Mal niedriger. Da reicht es vermutlich inzwischen schon, wenn die Kollegin ihr einfach nur einen guten Morgen wünscht …

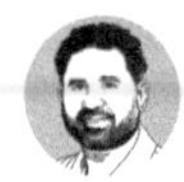

Mit Kollegen eng zusammenarbeiten zu müssen, mit denen wir keine gemeinsame Basis finden, ist nicht einfach. Wenn das Problem dann noch auf der zwischenmenschlichen Ebene liegt, lässt es sich meistens auch nicht so einfach lösen wie ein fachlicher Konflikt.

Es stellt sich also die Frage, wie wir eine solche Last auf den Schultern beziehungsweise ein Problem im Nacken wieder loswerden, damit wir erst gar nicht in eine sich selbst verstärkende Abwärtsspirale kommen.

Dazu muss man sich zunächst einen wichtigen Mechanismus klarmachen: Während wir über unser somatisches Nervensystem die aktive Kontrolle über unsere Skelettmuskulatur haben, wir also bewusst steuern können, ob wir beispielsweise mit dem Bizeps nur ein Glas Wasser oder gleich einen ganzen Kasten heben wollen, verhält sich das mit unserem Bindegewebe etwas anders. Die Spannungsregulierung in unseren Myofibroblasten – eine Mischung aus Bindegewebs- und Muskelzellen – wird von unserem vegetativen Nervensystem gesteuert.[39] Diese Zellen können sich wie Muskeln kontrahieren und dadurch die Faszien anspannen. Steht nun der Sympathikus dauerhaft unter erhöhter Spannung, nennt sich das »Sympathikotonie« und diese kann zu einer Versteifung der Faszien führen. Ein recht prominentes Beispiel für diesen Zustand ist die Frozen Shoulder oder Schultersteife.

Dass uns Angst oder Probleme im Nacken sitzen oder wir sie als Päckchen wahrnehmen, das wir auf den Schultern oder dem Rücken mit uns herumschleppen, liegt daran, dass unsere Haut und das Fasziengewebe am Rücken besonders stark von vegetativen Nerven versorgt werden. Im Dauerstresszustand befinden wir uns also auch im Dauerverspannungszustand.

Aber Sie sagten auch etwas von Rückenschmerzen. Hat Ihre Freundin denn auch Beschwerden im Bereich der Lendenwirbelsäule?

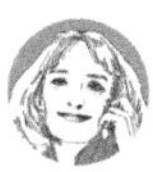

Ja, Sabine trägt die Probleme mit ihrer Kollegin offenbar auf dem ganzen Rücken aus.

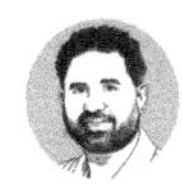

Dann könnte ich mir auch gut vorstellen, dass ihr die belastende Bürosituation im wahrsten Sinne des Wortes **an die Nieren geht**. Schließlich schütten unsere Nebennieren Stresshormone aus, wenn uns etwas belastet.

Schon in der Bibel gilt die Niere laut dem Nephrologen (Nierenkundler) und Internisten Gunter Wolf, Direktor der Klinik für Innere Medizin III am Universitätsklinikum Jena, als Sitz der Seele und Emotionen.[15] Nach Prof. Dr. med. Eberhard Ritz haben die »Nieren in den späteren Büchern des alten [sic] Testamentes metaphorische Bedeutung. [...] In übertragener, schillernd vielschichtiger Bedeutung gilt sie als Sitz von Emotionen, Gestimmtheit, Weisheit, Entscheidungskraft. Neun mal [sic] wird die Niere im Zusammenhang mit dem Herzen als Organ erwähnt, welches Gott zur Prüfung eines Menschen untersucht, sozusagen als Spiegel der Seele.«[40]

Nicht selten entstehen aus einem Erlebnis wie dem Ihrer Freundin daher – mal abgesehen von Schlafstörungen, Konzentrationsschwierigkeiten und so weiter – auch Schmerzen im Bereich der Lendenwirbelsäule, genauer gesagt am Psoas-Muskel.

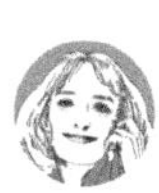

Der Psoas-Muskel ist in der Tat eine häufige Ursache von Rückenschmerzen, das bekommt man auch als Fitnesstrainerin immer wieder mit. Aber was genau haben denn die Nieren damit zu tun?

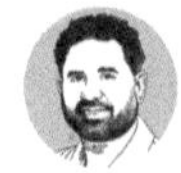

Wenn man etwas genauer hinschaut, ist das recht einleuchtend. Der Psoas-Muskel wird auch als »emotionaler Muskel« oder »Seelenmuskel« bezeichnet, unter anderem, weil er durch seine Interaktion mit dem Zwerchfell und dem Beckenboden an all unseren Emotionen beteiligt ist – egal, ob wir lachen, weinen oder wütend sind. Er ist einer unserer Hüftbeuger und verbindet die Lendenwirbelsäule mit dem Hüftgelenk und dem inneren Oberschenkel. In seiner Nähe liegen unter anderem unsere Nieren, auf denen die Nebennieren sitzen. Jetzt muss man wissen, dass die Nieren ein paar Millimeter im Bauchraum auf- und abwandern, wenn wir gehen. Dabei nutzen sie den Psoas als eine Art Rutschbahn. Schütten die Nebennieren jetzt das Stresshormon Cortisol aus, werden sowohl die Organe selbst als auch der Muskel fester, was die Spannung im Muskel erhöht und das Entlanggleiten erschwert.

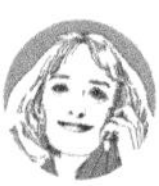

Das ist wie auf dem Spielplatz: Wenn Sie beim Rutschen eine Jeans tragen, werden Sie immer langsamer sein als die mit den Stoffhosen. Kleiner Tipp für alle Junggebliebenen!

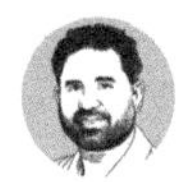

Okay, das probiere ich demnächst mal aus. Aber zurück zu unserer inneren Rutschbahn: Cortisol hat landläufig keinen besonders guten Ruf. Dass Cortisol allerdings lebenswichtig ist, wird dabei oft vergessen. Es aktiviert Abbauprozesse im Körper, die Energie bereitstellen. Es erhöht also unsere Leistungsfähigkeit und schützt, wenn es nur kurzfristig ausgeschüttet wird, den Körper gegen Belastungen und Entzündungen.[41] Ungesund wird es, wenn das zum Dauerzustand wird und wir einen Überschuss an Cortisol haben. Dann ist es höchste Zeit, Stress rauszunehmen. Vielleicht sollten wir also wirklich öfter mal rutschen gehen …

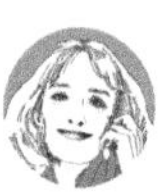

Wieder Kind sein und in die Unbeschwertheit von damals eintauchen, meinen Sie? Gute Idee!

Sie könnten mit Ihrer Vermutung durchaus richtig liegen, dass Sabine die ganze Sache ziemlich »an die Nieren geht«. Ich schätze, der Schlüssel zur Entspannung ist auch hier die Aktivierung des

Parasympathikus. Wir müssen lernen, nicht jedes Problem als Angriff auf Leib und Leben zu sehen, sondern vielmehr als Herausforderung, an der wir wachsen werden. Es kommt darauf an, dass wir nach den positiven Aspekten suchen und uns auf diese konzentrieren. Wie sagte meine Oma immer: »Es ist doch nix so schlecht, als dass es nicht noch für etwas gut wäre!«

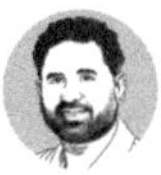

Ganz genau. Hier können Osteopathen auch sehr gut unterstützend einwirken. Oft ist es möglich, mit sanftem Druck an bestimmten Triggerpunkten eine Entkrampfung der Muskulatur und des Fasziengewebes und damit eine deutliche Linderung zu erzielen. Nach der Polyvagal-Theorie von Porges kann der kraniale Vagus mit einer weichen, ruhigen, regulierenden Behandlung der vom Vagus innervierten Regionen in Gesicht und Kopf stimuliert werden. Zusätzlich kann auch Wärme eingesetzt werden, da Wärme die Muskulatur lockert.

Aber all das löst natürlich nicht die zugrunde liegende Problematik. Wenn also in dem Fall Ihrer Freundin der zwischenmenschliche Konflikt nicht beigelegt wird, wird nichts davon dauerhaft helfen.

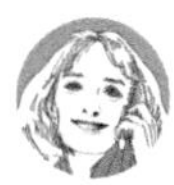

Also würde ich sagen, Sabine wird sich mit ihrer Kollegin auseinandersetzen müssen – vielleicht müssen sie sich auch auseinander setzen, wer weiß. Vermutlich schadet es nicht, wenn sie etwas auf Distanz zu ihrer Kollegin geht.

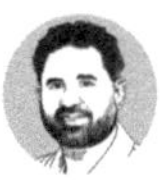

Distanz ist hier ein gutes Stichwort. Ich könnte mir gut vorstellen, dass Ihre Freundin nicht nur zu ihrer Kollegin auf Distanz gehen muss, sondern auch eine gewisse Distanz zu dem Konflikt an sich herstellen sollte. Jeder Mensch hat andere Strategien, wie er mit einem Konflikt umgeht. Sie sagten vorhin, dass Ihre Freundin Konflikten eher aus dem Weg geht. Man könnte auch sagen, sie **zieht den Kopf ein** oder **duckt sich weg**. Beides ist eine instinktive Reaktion des vegetativen Nervensystems, die eigentlich unserem Schutz dient. Aber wenn der Konflikt – und zwar der äußere und der innere – länger andauert, kann sich das durchaus zu solchen fiesen Nackenschmerzen auswachsen, weil die Muskulatur durch die dauerhafte Ausschüttung von Stresshormonen verkrampft.

Indem wir uns von einem Konflikt distanzieren, schaffen wir emotionalen Abstand. Wenn wir es hinbekommen, uns und den Konflikt als zwei voneinander getrennte Dinge zu betrachten, können wir ihn häufig etwas neutraler und somit als weniger belastend wahrnehmen. Manchmal hilft das bereits bei der Suche nach einer Lösung, da wir dadurch eine neue Perspektive einnehmen und uns weniger selbst im Weg stehen.

Menschen hingegen, die in Konfliktsituationen instinktiv eher die Flucht ergreifen und innerlich wie äußerlich lieber wegrennen, bekommen von ihrem autonomen Nervensystem vielleicht signalisiert, dass es Zeit ist, sich dem Konflikt zu stellen und nicht mehr davonzulaufen. In einem solchen Fall würde ich mich nicht wundern, wenn mir ein Patient berichten würde, dass seine **Beine ihm nicht mehr gehorchen** oder er das Gefühl hat, dass seine **Füße ihn nicht mehr tragen**. Medizinisch gesehen könnte sich so etwas dann in Form von Lähmungserscheinungen oder Gleichgewichtsstörungen äußern. Natürlich ist das nicht als Schema F zu verstehen, das man einfach so auf alle Menschen anwenden kann. Das funktioniert nicht, dafür sind wir zu individuell. Es ist vielmehr etwas, das jeder für sich selbst herausfinden und erforschen muss. Welcher Typ Mensch bin ich? Wie reagiere ich persönlich auf Konflikte? Belastet mich ein Konflikt vielleicht so sehr, dass mir dauerhaft schwindelig ist, weil er mich total **aus dem Gleichgewicht bringt**?

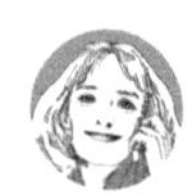

Sabine ist dann wohl ein Fall von »Distanz schaffen«. Auf jeden Fall muss sie aktiv nach einer Lösung suchen und einen Weg finden, sich mit ihrer Kollegin zu arrangieren. Und zwar so, dass ihr vegetatives Nervensystem mit ihr gemeinsam die Friedenspfeife raucht. Sabine darf sich diesen Konflikt nicht so sehr **zu Herzen nehmen**, sonst wird sich das irgendwann im schlimmsten Fall auch körperlich auf ihre Herzgesundheit auswirken. Sie wird sich ihrer Kollegin gegenüber wohl **ein dickeres Fell zulegen** und sich klar machen müssen, dass sie ihre Kollegin vermutlich nicht ändern kann, sehr wohl aber ihre eigene Einstellung der Kollegin und der Situation gegenüber.

Das wird sicher nicht einfach, denn innere Haltungen und Glaubenssätze zu verändern oder ganz zu entsorgen, braucht seine Zeit und ist meistens auch nicht besonders angenehm. Aber das Entsorgen lohnt sich, das steckt in dem Wort an sich schon drin: Wir entledigen uns unserer Sorgen, ent-sorgen also das, womit wir uns selbst im Weg stehen. Und ganz ehrlich: Auf Dauer ist Sabines Kollegin einfach zu schwer, um sie tagtäglich im Nacken sitzen zu haben. Der Aufwand dürfte es also allemal wert sein.

Ich glaube, ich werde Sabine morgen als Erstes ein möglichst großes Wärmekissen schenken.

Sich ein dickes Fell zulegen

Werden wir zunehmend besser darin, Vorwürfe an uns abprallen zu lassen oder gelassen mit stressigen Situationen umzugehen, ist es, als würde uns eine Art Hornhaut oder eben ein dickes Fell vor einer Verletzung durch diese gefühlten Angriffe schützen. Diesen Schutzmechanismus wussten früher bereits die Kämpfer auf dem Schlachtfeld zu schätzen, denn wer nicht über eine Rüstung verfügte, sorgte zumindest dafür, dass ein dickes Fell die gegnerischen Attacken abmilderte.

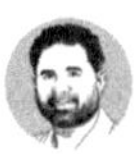

Warum denn das?

Ganz einfach: Wenn sie sich das Kissen in den Nacken legt, kann ihre Kollegin ihr nicht im Nacken sitzen, denn für die ist ja dann kein Platz mehr, richtig?

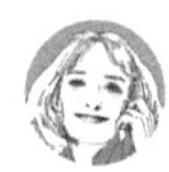

Kapitel 13

Neulich in der Praxis: Warum sagt man eigentlich … Lampenfieber haben?

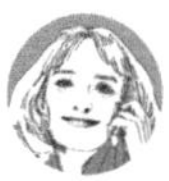

Ich erinnere mich, wir wollten uns heute das **Lampenfieber** anschauen. Eigentlich ist es ein seltsames Wort, denn die Lampe hat schließlich kein Fieber. Die Beschreibung dieses Zustands bezieht sich vielmehr auf den Menschen, der im Licht der Scheinwerfer auf einer Bühne steht. Es ist übrigens nicht ganz sicher, ob sich das Lampenfieber sprachgeschichtlich gesehen einfach nur aus der Zusammensetzung von »Lampen« und »Fieber« entwickelt hat, oder ob da auch noch das französische »fièvre de la rampe« einen Einfluss hatte, was so viel bedeutet wie »Rampenfieber«.[42] Möglicherweise hat diese Ähnlichkeit die Entstehung des Kompositums (zusammengesetztes Wort) begünstigt und es kam später zu einer Lautverschiebung. Im Zeitalter der Ritter und Kreuzzüge gab es übrigens schon das »Kanonenfieber«, also die Aufregung vor der Schlacht.

Doch zurück zum Lampenfieber. Aus eigener Erfahrung kann ich sagen: Diese Scheinwerfer sind nicht nur extrem hell, sondern auch verdammt heiß. Im Rampenlicht kommt man also nicht nur im Sommer ordentlich ins Schwitzen. Aber vermutlich sind es nicht die Bühnenstrahler allein, die dafür sorgen, dass uns heiß wird, wenn wir einen Auftritt haben, richtig?

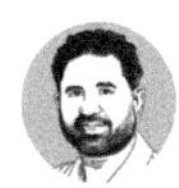

Richtig. Von entscheidender Bedeutung ist hier auch wieder unser vegetatives Nervensystem. Die Aufregung, die wir empfinden, wenn wir wie Sie einen Vortrag halten sollen oder als Künstler auf der Bühne stehen, ist für unser Vegetativum Stress pur. Auf der rein körperlichen Ebene kommt es beim Lampenfieber also tatsächlich zu Reaktionen, die einem echten Fieber entsprechen: Unser Blutdruck steigt an, der Herzschlag beschleunigt sich, wir geraten ins Schwitzen.

Allerdings gibt es auch etwas, das Lampenfieber in einer solchen Situation deutlich sinnvoller macht als echtes Fieber: Bei einem Fieber aufgrund einer Infektion ist der Körper geschwächt, da unser

Immunsystem auf Hochtouren arbeitet und es dafür all unsere Energie benötigt. Um unsere Wachheit und Wachsamkeit ist es in einer solchen Situation alles andere als gut bestellt. Die Aufregung, die wir als Lampenfieber bezeichnen, steigert hingegen unsere Leistungsfähigkeit. Durch die erhöhte Aktivität des Sympathikus werden verstärkt Stresshormone wie Adrenalin ausgeschüttet, die dafür sorgen, dass wir beispielsweise aufmerksamer sind, sensomotorische Aufgaben besser bewältigen und uns sehr gezielt auf die vor uns liegende Aufgabe konzentrieren können.

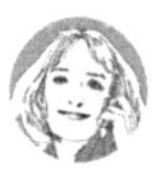

Es gibt sie also auch ohne Säbelzahntiger noch, die Momente, in denen Stresshormone tatsächlich gut zu gebrauchen sind!

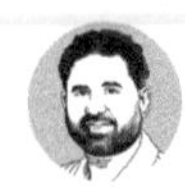

Durchaus, und Sie haben es gerade schon auf den Punkt gebracht: Wenn es sich um einzelne Momente handelt, in denen unser Sympathikus uns in diesen Stresszustand versetzt, und der Parasympathikus wieder zum Zuge kommt, wenn der Moment vorbei ist, dann ist alles genau so, wie es sein soll. Dann funktioniert unser autonomes Nervensystem perfekt.

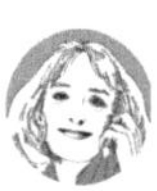

Leider tut es das aber nicht immer, das haben wir ja schon häufiger festgestellt. Bei Künstlern wird nicht umsonst zwischen Lampenfieber und Auftritts- oder Aufführungsängsten unterschieden. Prof. Dr. Helmut Möller, Psychoanalytiker und Hochschullehrer für Sozialmedizin mit dem Schwerpunkt Musikergesundheit, beschreibt Lampenfieber als fördernde, kreative Angst, die er als physiologische und psychologische Voraussetzung zur Leistungsoptimierung versteht. Im Gegensatz dazu steht für ihn die eingrenzende, pathologische Aufführungsangst, die Leistung einschränkt oder sogar verhindert.[43] Letztere kann im schlimmsten Fall zu vollständigen Blockaden oder Blackouts führen, während das bei normal ausgeprägtem Lampenfieber eher nicht passiert. Die psychosomatischen Reaktionen wie Herzklopfen, Zittern und auch mein Frosch im Hals können meiner Meinung nach allerdings durchaus bei beiden Formen auftreten, sind bei Lampenfieber jedoch weniger stark ausgeprägt.

Ihren **Frosch im Hals** schauen wir uns beim nächsten Mal etwas genauer an, würde ich vorschlagen. 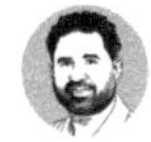

Kapitel 14

Wenn uns das Leben in die Knie zwingt oder … warum ein Boxer nicht nur im Ring Stärke braucht

Boxen ist einfach. Das Leben ist viel härter.[44]

Floyd Mayweather

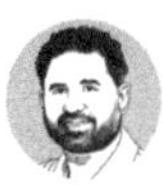

Im vergangenen Jahr hatte ich einen jungen Patienten, dessen Schicksal mich sehr berührt hat – nennen wir ihn Simon. Mit seinen 15 Jahren war Simon schon eine recht stattliche Erscheinung: ein groß gewachsener Blondschopf, muskulös und mit breiten Schultern, was sicherlich an seinem Lieblingssport lag: Boxen. Obwohl Simon noch jung war, konnte man sehen, dass er mit einer riesigen Leidenschaft seinen Leistungssport betrieb, er nahm an Wettkämpfen teil und hatte sich in der Rangliste schon weit nach oben geboxt. Zu mir in die Praxis kam er, weil er seit einigen Monaten starke Knieschmerzen hatte – was man als Boxer nun wirklich nicht gebrauchen kann.

Gerade bei solchen Patienten erwartet man als Orthopäde natürlich erst mal, dass die Schmerzen in einem Zusammenhang mit dem Sport stehen, denn wenn man Sport auf einem solch hohen Leistungsniveau betreibt, ist der Körper nun einmal an den beim Training besonders beanspruchten Stellen immens hohen Belastungen ausgesetzt. Eine konkrete Verletzung konnte ich aber anhand meiner Untersuchungen nicht feststellen, und Simon konnte sich auch nicht erinnern, sich bei Wettkämpfen oder im Training das Knie verdreht oder geprellt zu haben. Also lag der Verdacht nahe, dass es sich um eine Überlastung handelte. Dass diese zu starken Schmerzen geführt hatte, fand ich durchaus plausibel, und zwar spätestens als Simon mir mit einem schiefen Grinsen gestand, dass sein letztes Turnier leider nicht so ausgegangen war, wie er gehofft hatte: »Es lief eigentlich alles total super:

In der Vorrunde hab'ich meine Gegner echt aus dem Ring geboxt, bevor sie so richtig drin waren. Dabei waren die gar nicht mal schlecht. Danach war dann sogar der eine oder andere Hammer-Gegner dabei, aber selbst die hatten an dem Tag keine Chance. Ich war einfach mega gut drauf. Und plötzlich hab'ich realisiert: Ich steh'im Finale! Das war echt krass. Aber in dem letzten Kampf ging dann irgendwie gar nichts mehr. Ich war total lost.«

Simon hatte seinen letzten Kampf, den bisher wichtigsten in seinem Leben, also verloren. Dass das nicht gerade positive Auswirkungen auf sein vegetatives Nervensystem hatte, lag für mich auf der Hand. So ein Erlebnis muss man erst mal verarbeiten, und noch dazu in diesem Alter! Der verlorene Kampf hatte das geschafft, was seinen Gegnern zuvor nicht gelungen war: Die Niederlage hatte ihn **in die Knie gezwungen**. Allerdings wurden seine Schmerzen in den Wochen und Monaten danach trotz mehrerer Behandlungen immer schlimmer statt besser und irgendwann konnte er das Knie so gut wie gar nicht mehr belasten, er knickte förmlich ein. Es war, als hätte er aus irgendeinem Grund **weiche Knie**. Simons Mutter gab sich mit der Erklärung der Überlastung letztlich nicht mehr zufrieden, und auch ich bekam nach und nach das Gefühl, dass nicht nur die Überlastung und der verlorene Kampf dahinterstecken konnten.

Aus medizinischer oder konkret aus orthopädischer Sicht gab es allerdings keine neuen Erkenntnisse. Meine Untersuchungen zeigten, dass das Gelenk – rein mechanisch betrachtet – tadellos funktionierte. Das war eine wichtige Erkenntnis, denn damit der Körper aus klassisch-orthopädischer Sicht einwandfrei funktionieren kann, muss zunächst die Mechanik intakt sein. Auch die Bildgebung mittels Röntgen und MRT zeigte keinen physischen Defekt. Leider brachte uns das aber der Lösung kein Stück näher, denn Simon hatte nach wie vor ständig höllische Schmerzen und konnte inzwischen fast nicht mehr laufen. **Seine Knie gaben immer häufiger nach** und niemand konnte sich erklären, warum das passierte.

Ich suchte also sowohl mit Simon als auch mit seiner Mutter das Gespräch. Ich erklärte den beiden die Zusammenhänge, die zwischen körperlichen Beschwerden und dem vegetativen Nervensystem bestehen, und bat sie, genau zu überlegen, ob es andere Dinge geben könnte, die Simon belasteten, aber vielleicht gar nichts mit dem Sport zu tun hatten. Dafür erntete ich im ersten Moment sehr skeptische Blicke, denn warum sollte Simon diese elenden Knieschmerzen haben, wenn nicht wegen des Sports?

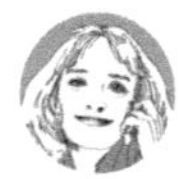

Ich könnte mir vorstellen, dass Simon tatsächlich durch seine Niederlage **in die Knie gezwungen** wurde. Das würde, rein sprachlich betrachtet, jedenfalls passen, denn die Redewendung geht auf die Kreuzzüge und andere Kriege zurück: Die gegnerischen Soldaten mussten vor demjenigen, der sie gefangen genommen hatte, in die Knie gehen – damit wurden sie zur Aufgabe gezwungen, es ist also eine Geste der Unterwerfung. Im Prinzip ist es hier ähnlich: Durch seine Schmerzen wurde Simon gezwungen, seinen Sport aufzugeben und damit wohl auch einen für ihn enorm wichtigen Teil seines Lebens. Das dürfte sein autonomes Nervensystem ziemlich in Mitleidenschaft gezogen haben, da er sich vermutlich Sorgen gemacht hat, dass er seinen Lieblingssport für immer aufgeben muss, wenn es nicht besser wird.

Allerdings frage ich mich, warum Simons Körper auf die Behandlung nicht angesprochen hat. Ich würde vermuten, dass man als 15-Jähriger noch verhältnismäßig »unverbraucht« ist, was das Selbstheilungssystem angeht. Meine Einschätzung wäre, dass ein junger Mensch in diesem Alter noch nicht so extrem in eine Negativspirale geraten sollte, aus der sich sein autonomes Nervensystem nicht mehr befreien kann. Zumal er ja einen Arzt an seiner Seite hatte, der über die reine Mechanik hinausdenkt und seine Patienten auch auf der mentalen Ebene abholen kann. Meine Erwartung wäre also gewesen, dass man Simons körperliches und psychisches »Haus« wieder stabilisieren kann.

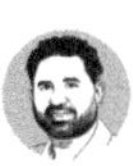

Sein »Haus«? Wie meinen Sie das?

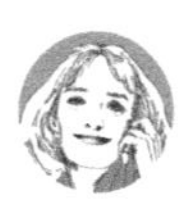

Na ja, ich habe neulich einen Beitrag von Prof. Gerald Hüter, Neurobiologe an der Universität Göttingen, gesehen, in dem er sehr anschaulich erklärt hat, wie man sich das System unserer Selbstheilungskräfte vorstellen kann. Er vergleicht die Selbstheilungsfähigkeit unseres Körpers mit einem Haus[45]: Wenn wir geboren werden, bringen wir ein Fundament aus Selbstheilungskräften mit, das gerade und stabil ist. Aber je mehr wir uns im Laufe des Lebens anpassen, was durch unsere Erziehung, die Vorgaben unserer Kultur und Religion, aber auch aufgrund von Erlebnissen oder dem »Dazugehören-Wollen« im Freundeskreis automatisch passiert, desto mehr verbiegen wir uns und unterdrücken unsere ureigensten Bedürfnisse, das heißt, desto schiefer wird das Haus mit der Zeit. Aus der Sicht von Hüter ist das, was die Medizin in unserem heutigen Gesundheitssystem leistet, eigentlich nicht mehr als eine Reihe von Reparaturmaßnahmen an dem Haus, damit es nicht in sich zusammenfällt. Sinnvoller wäre es seiner Ansicht nach, von Grund auf dafür zu sorgen, dass wir wieder geradestehen können, indem wir das Fundament unserer Selbstheilungskräfte reaktivieren.

Wieder auf die Beine kommen
Schafft man es nach langer Krankheit endlich aus dem Bett und steht erstmals wieder auf den Beinen, so ist das ein wunderbares Gefühl. Aus diesem Grund wird die Redewendung nicht nur für Genesende gebraucht, sondern auch im übertragenen Sinne, wenn jemand beispielsweise eine schwierige Situation gemeistert oder einen Schicksalsschlag überwunden hat.

Dass unser Körper mit Verletzungen – wie ich es gerade bei Simon im Zusammenhang mit dem Sport vermutet hätte – im Normalfall sehr gut umgehen kann, dafür hat Hüter ein einleuchtendes Beispiel: »Am schönsten sieht man es, wenn man eine Verletzung hat. Eine Wunde. […] Dann kann der Arzt im Grunde genommen nur möglichst kompetent dafür sorgen, dass es wieder heilen kann. Aber heilen muss es allein. Und das kann der Körper.«[45] Die kompetente ärztliche Versorgung hatte Simon. Also frage ich mich, warum er trotzdem nicht wieder **auf die Beine gekommen** ist …

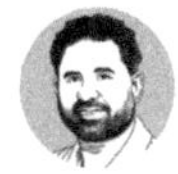

Das Bild mit dem Haus finde ich wirklich gelungen. Aber um den Fall von Simon verstehen zu können, müssen wir noch etwas tiefer in die Frage der Ursachen von Schmerzen und den Zusammenhang zur Psyche einsteigen. Nach meiner Erfahrung gibt es bei den Patienten verschiedene Szenarien, mit denen psychosomatische Beschwerden erklärt werden können. Da gibt es zunächst Patienten, die auf den Sekundärgewinn ihrer Krankheit abzielen. Das bedeutet, dass diese Patienten im Laufe der Zeit die Lernerfahrung gemacht haben: »Wenn ich krank bin, kümmert sich jemand um mich und umsorgt mich.« Oftmals sind sich die Patienten dessen gar nicht bewusst, denn es liegt nun einmal in unserer Natur, dass wir uns – gerade, wenn wir krank sind – instinktiv nach Geborgenheit und Mitgefühl sehnen.

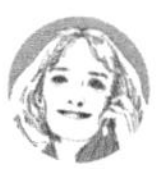

Ach so, Sie meinen den typischen Männerschnupfen. Wie wir ihn aus der Werbung kennen: »Schatz, kannst du meine Mama anrufen?« Alles klar.

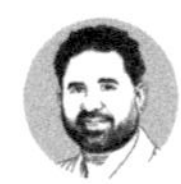

Na, so wehleidig sind wir nun auch wieder nicht! Aber genau das Gefühl, das diesem Phänomen zugrunde liegt, meine ich.

Dann gibt es auch Fälle, in denen Patienten aufgrund ihrer Schmerzen in eine psychosomatische Belastungssituation geraten. Sie haben Angst, dass die Ursache für ihre Beschwerden etwas Schlimmes sein könnte oder dass die damit einhergehenden Einschränkungen, die sie akut erleben, möglicherweise nicht mehr weggehen: Werde ich meinen Arm je wieder richtig einsetzen können? Wird mein Bein irgendwann wieder so belastbar sein wie früher? Sie sorgen sich also einerseits um ihre Gesundheit und andererseits um ihre Zukunft. Hinzu kommt häufig eine große Unsicherheit, insbesondere, wenn sich die Ursachenforschung hinzieht.

In dieser Kategorie hatte ich Simon eigentlich gesehen, denn als Sportler hat er sich natürlich Gedanken darüber gemacht, wie es für ihn weitergeht, und ob er seinen Sport überhaupt irgendwann wieder ausüben kann. Durch solche Ängste, Sorgen und vielleicht auch ein Gefühl der Hilflosigkeit wird die Erkrankung an sich verstärkt. Die gute Nachricht ist aber an dieser Stelle, dass sich das sehr gut behandeln lässt, solange der Patient nicht in einer Abwärtsspirale gefangen ist. Wenn er offen ist für die Behandlung, dem Arzt zuhört und ihm vertraut, dann können Patient und Arzt den Weg Richtung Heilung erfolgreich zusammen gehen. Bringt der Patient eine innere Grundhaltung mit, die zum Positiven beeinflussbar ist, spürt er, dass sich durch die Behandlung etwas bewegt, und er kann auch kleine Erfolge und Verbesserungen als Fortschritte anerkennen. Dann bringt er in der Regel auch die Geduld mit, die nötig ist, um den – teilweise durchaus recht langen – Weg bis zur vollständigen Genesung zu gehen. Solche Patienten sind intrinsisch motiviert, und das ist enorm wichtig.

Komplizierter gestaltet sich dieser Prozess bei Patienten, die einer Belastungssituation ausgesetzt sind, die nicht mit dem Schmerzgeschehen an sich zusammenhängt. Nehmen wir zum Beispiel Ihre Freundin Sabine, die Probleme mit ihrer Kollegin hat. Es ist sehr viel schwieriger, hier mit einer Behandlung Erfolge zu erzielen, da die Betroffenen selbst oft die Zusammenhänge nicht erkennen. Hier müssen Arzt und Patient zunächst Detektivarbeit leisten und herausfinden, wer oder was dem Patienten im konkreten Fall **im Nacken sitzt**.

Wenn das gelungen ist – was in der Regel leider nicht so einfach ist, wie es klingt –, muss der Patient auch noch erkennen, dass er sich in einer Belastungssituation befindet und sich bewusst machen, welche Auswirkungen sie auf seinen Körper hat. Auch dieser Erkenntnisprozess ist oft langwierig und meist auch psychisch schmerzhaft für die Patienten. Als Arzt muss man hier sehr viel mehr Aufklärungsarbeit leisten und die entsprechenden psychologisch arbeitenden Fachkollegen hinzuziehen. Es kommt eben darauf an, dass wir die Zusammenhänge, beispielsweise wie das vegetative Nervensystem funktioniert und welchen Einfluss es auf unsere Körperfunktionen hat, genau erläutern, damit unsere Patienten erkennen können, inwiefern die Belastungssituation körperliche Störungen verursacht.

Genau diese physischen Zusammenhänge muss der Patient verstehen, damit er akzeptieren kann, dass »Stress« der eigentliche Auslöser ist. Aber damit nicht genug: Er muss auch noch lernen, wie er sich im Beruf verhalten muss, damit er sich aus dieser belastenden Situation befreien kann. Hier sind dem Behandlungserfolg allerdings Grenzen gesetzt, wenn der Patient die Belastungssituation, das heißt die eigentliche Ursache, nicht so einfach auflösen kann. Und das gibt es leider oft. Schließlich kann man in den seltensten Fällen von heute auf morgen die Abteilung wechseln oder sich einen neuen Job suchen, das ist völlig klar. Ähnlich verhält es sich, wenn Beziehungsprobleme der Auslöser sind: Hier würden wir natürlich zunächst alles versuchen, um die Beziehung zu retten. Aber auch wenn wir uns irgendwann eingestehen müssen, dass es wirklich nicht mehr geht, ist eine Trennung oder Scheidung kein einfacher und definitiv kein angenehmer Schritt. In beiden Fällen, ob Beruf oder Beziehung, handelt es sich um Situationen, die zusätzlich zur körperlichen Symptomatik auf der psychischen Ebene behandelt werden müssen.

Und letztlich gibt es Patienten, die irgendwann in ihrem Leben ein Trauma erlitten haben, das aber aufgrund seiner Dimension komplett im Unterbewusstsein liegt und bisher nicht erkannt wurde. Ein traumatisches Ereignis wird häufig verdrängt – das ist ein völlig normaler und natürlicher Schutzmechanismus des Körpers. Leider werden nur wenige traumatische Erlebnisse in einem relativ engen zeitlichen Zusammenhang zu dem Ereignis selbst verarbeitet – das kann beispielsweise bei Unfällen so sein, wenn Notfall-Seelsorger vor Ort sind, die sich um die Betroffenen kümmern und ihnen dabei helfen können, für ihre weitere psychologische Betreuung zu sorgen. Häufiger kommt es allerdings vor, dass solche Traumata im Verborgenen bleiben und verschwiegen werden, weil sie, sagen wir, mit Scham verbunden sind. Ein Mensch, der beispielsweise sexuell missbraucht oder auf sonstige Weise misshandelt wurde, wird sich in aller Regel niemandem anvertrauen. Mit dem Erlebten kann er allerdings nicht klarkommen, nicht damit leben. Also findet unser Unterbewusstsein auch für solche Situationen eine Lösung. In den meisten Fällen bedeutet das, dass das Ereignis verdrängt wird. Es wird aus dem Bewusstsein weggeschoben beziehungsweise abgekapselt und so »weggepackt«, dass es nicht mehr auf direktem Wege zugänglich ist. Somit besteht keine direkte Verbindung mehr zu diesem Ereignis.

Allerdings ist es im Unterbewusstsein noch vorhanden und der Betroffene entwickelt unbewusste Vermeidungsstrategien. Denn unser Unterbewusstsein ist immens – man kann es mit einem Eisberg vergleichen. Unser Bewusstsein ist lediglich die Spitze, die aus dem Wasser herausschaut. Bis zu 90 Prozent eines Eisbergs spielen sich unter der Oberfläche ab und sind nicht unmittelbar zugänglich. Mit dem, was in uns vorgeht, verhält es sich ähnlich. Wenn etwas im Unterbewusstsein abgekapselt und quasi eingefroren wird, navigieren wir wie Schiffskapitäne ständig darum herum, allerdings ohne uns dessen bewusst zu sein. Im Laufe der Zeit bilden sich dann Störungen, die sich irgendwo im Körper manifestieren. Und weil wir Menschen alle verschieden sind, haben wir auch unterschiedliche Schwachstellen, an denen sich so etwas letztlich äußert. Meistens treten diese Störungen dann zutage, wenn der Patient ein weiteres Erlebnis hat, das im Unterbewusstsein an diesem abgekapselten Ereignis kratzt – die schützende Eisschicht also aufzutauen beginnt, um bei dem Bild mit dem Eisberg zu bleiben.

Dafür braucht es meist gar keinen schwerwiegenden Auslöser. In manchen Fällen reicht schon ein bestimmter Geruch oder eine ähnliche »Kleinigkeit«. Da in einer solchen Situation allerdings schon für den Patienten selbst nicht ersichtlich ist, was gerade in ihm vorgeht, und vor allem, warum das passiert, ist es auch für den Arzt sehr, sehr schwierig, an die zugrunde liegende Problematik heranzukommen und dem Patienten zu helfen. Der Patient hat Schmerzen und als Arzt spürt man, dass da etwas nicht stimmt, dass das Verhalten des Patienten nicht mit dem Schmerzgeschehen zusammenpassen will. So kann sich der Arzt beispielsweise etwaige Einschränkungen nicht erklären, also vielleicht Lähmungserscheinungen oder gar der Verlust der Sprache. Oder in Simons Fall eben, warum der Patient das Knie nicht mehr belasten kann, wenn keine körperliche Ursache für die Einschränkung ersichtlich ist.

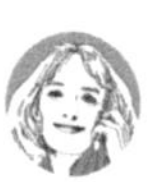

Ich ahne, wie Simons Geschichte weitergeht. Und ich ahne nichts Gutes.

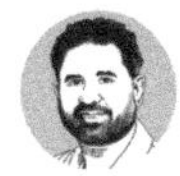

Damit liegen Sie leider richtig. Hier muss man Simons Mutter größten Respekt zollen, denn letztlich war sie es, die so lange nicht aufgegeben hat, bis Simon sich ihr anvertraut hat. Er hatte seine Eltern kurz vor dem letzten Turnier davon überzeugt, ihn den Verein wechseln zu lassen. Sein Argument war, dass der neue Verein viel bessere Fördermöglichkeiten hätte und man ihn in Zukunft dort besser unterstützen könne. Die Eltern hatten zugestimmt. Den eigentlichen Grund für seinen Wunsch, den alten Verein zu verlassen, hatte er ihnen aber verschwiegen: Sein Trainer hatte ihn mehrfach misshandelt, wenn er im Training oder bei Wettkämpfen nicht die Leistung gebracht hatte, die von ihm erwartet wurde. Er musste Schläge und Tritte einstecken – was nicht aufgefallen war, da man beim Boxen ja generell selten ohne blaue Flecken davonkommt.

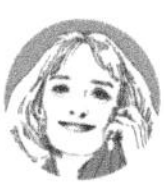

Wie furchtbar. Was ich empfinde, wenn ich von solchen Fällen lese oder höre, kann ich gar nicht in Worte fassen. So etwas macht mich einfach sprachlos. Also hat Simon tatsächlich aufgrund der Angst vor seinem alten Trainer im wahrsten Sinne des Wortes **weiche Knie bekommen**.

Weiche Knie bekommen

Weiche Knie hatten Sie bestimmt schon mal. Seit der Antike werden die nachgebenden Knie als Sinnbild für Angst, Schwäche oder fehlende Widerstandskraft gebraucht. Dass das nicht immer eine negative Ursache haben muss, kann jeder bezeugen, der schon einmal von dem tiefen Blick aus den Augen eines geliebten Menschen weiche Knie bekommen hat.

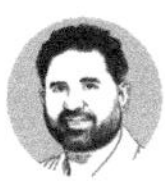

Ganz genau. Und auch diese weichen Knie sind mit einer gesteigerten Aktivität des Sympathikus zu erklären. Es werden vermehrt Stresshormone ausgeschüttet, insbesondere Adrenalin. Beim Umschalten von Schreck auf Flucht kommt es dazu, dass sich unsere Muskulatur für einen winzigen Moment entspannt und wir das Gefühl haben, uns kaum noch aufrecht halten zu können. Das passiert, weil der Körper ein paar Millisekunden braucht[46], um sich von Schreck auf Flucht umzuprogrammieren – auch wenn sich diese Zeit für die

Betroffenen deutlich länger anfühlt. Unsere Knie werden also erst mal weich, bevor die Beine dann für die Flucht bestens durchblutet und einsatzfähig sind.[46,47] Bei Simon wurde dieser Effekt aber zum Dauerzustand.

Was wir uns hier ganz besonders klar machen müssen: Angst tritt bei jedem Menschen anders in Erscheinung. Jeder von uns reagiert anders. Das gilt nicht nur, wenn die Angst sich direkt äußert, beispielsweise indem wir **die Beine in die Hand nehmen** und vor etwas weglaufen oder eben **vor Angst zur Salzsäule erstarren**, sondern auch in einem Fall wie dem von Simon. Ein anderer Mensch würde möglicherweise eher zu starken Nackenschmerzen neigen, vielleicht weil er ständig unbewusst vor Angst **das Genick einzieht**. Bei wieder anderen **schlägt** die Angst **womöglich auf den Magen**, was sich in Magenschmerzen oder, wenn der Zustand wirklich lange und dauerhaft anhält, sogar in Magengeschwüren äußern kann. Um herauszufinden, welche emotionale Schieflage oder psychische Belastung der Auslöser für unsere Beschwerden sein könnte, müssen wir sehr genau in uns hineinhören beziehungsweise -spüren und uns hinterfragen. Das Wichtigste dabei ist: Wir müssen gnadenlos ehrlich gegenüber uns

Die Beine in die Hand nehmen

Wenn Leichtathleten über die Aschenbahn stürmen, kann es uns in der Tat so vorkommen, als würden sie ihre durch die Luft wirbelnden Beine in die Hand nehmen. Von diesem Bild des Rennens leitet sich die Redewendung wahrscheinlich ab und nahm im Laufe der Zeit die Nebenbedeutung des Fliehens oder Weglaufens an, denn auch dabei ist gewöhnlich Eile angezeigt.

Zur Salzsäule erstarren

Wer vor Entsetzen wie gelähmt ist, erstarrt redensartlich zur biblischen Salzsäule. Dieses Schicksal ereilte im 1. Buch Mose schon Lots Frau, die sich bei der Flucht aus Sodom entgegen der Warnung der Engel umdrehte und zurückschaute. Was sie sah, war so fürchterlich, dass sie zur Salzsäule wurde.

selbst sein und dürfen nicht die Augen davor verschließen, was sich uns zeigt.

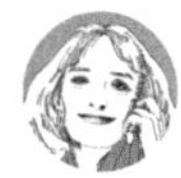

Das ist vielleicht nicht nur das Wichtigste, sondern auch das Schwierigste: die Ehrlichkeit, anzuerkennen, dass unsere Probleme nicht dadurch zu lösen sind, dass wir einfach eine Tablette schlucken, sondern wir uns stattdessen an der richtigen Stelle Hilfe suchen sollten. Das erfordert nämlich sehr viel mehr Kraft und eine ganze Menge Mut. Und die hat nicht jeder. Aber bei Simon scheint es ja letzten Endes zumindest gelungen zu sein, die Ursache zu finden. Wie geht es denn nun für ihn weiter?

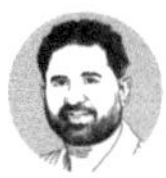

Fälle wie seiner sind sehr schwer zu erkennen und noch schwerer zu behandeln. Hier braucht es gute Psychiater oder Psychotherapeuten. Ob ein verhaltens- oder tiefenpsychologischer Ansatz sinnvoller ist, muss dann im Einzelfall entschieden werden. In Simons Fall kann man aber zumindest davon ausgehen, dass ein 15-jähriger Junge nie gelernt hat, mit einer solchen Belastung allein fertig zu werden, und er daher viel Unterstützung brauchen wird. Als Orthopäde und Osteopath kann ich Simon natürlich weiterhin auf der somatischen Ebene begleiten und sicherlich auch dazu beitragen, dass es ihm irgendwann körperlich besser geht, aber er wird wohl einen sehr langen und schwierigen Weg vor sich haben.

Kapitel 15
Neulich in der Praxis: Warum sagt man eigentlich … einen Frosch im Hals haben?

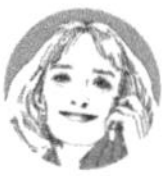

Sie wollten mir doch noch erklären, was es mit dem Frosch auf sich hat, den ich vor meinem Vortrag im Hals hatte. Ich bin neugierig, spannen Sie mich nicht länger auf die Folter!

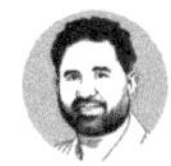

Der **Frosch im Hals** hat tatsächlich einen medizinischen Ursprung, auch wenn man das der Redewendung auf den ersten Blick nicht ansieht. Wenn man einen Vortrag halten soll, bekommt man einen trockenen Hals, weshalb man sich häufiger räuspern muss. Das kann unter anderem an der trockenen Luft in den Räumen liegen, in denen man den Vortrag hält. Wenn man dabei allerdings auch noch aufgeregt ist, spielt einmal mehr unser vegetatives Nervensystem eine entscheidende Rolle. Denn in Situationen, die wir als stressig empfinden, wird bekanntlich unsere Verdauungsaktivität heruntergefahren.

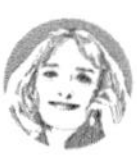

Was hat denn die Verdauung mit meinem trockenen Hals zu tun?

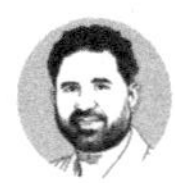

Das erschließt sich recht schnell, wenn man sich bewusst macht, wie unser Verdauungssystem funktioniert, oder genauer gesagt, wo unsere Verdauung beginnt – nämlich im Mund. Durch das Kauen werden nicht nur die Speisen zerkleinert, sondern auch die Speicheldrüsen aktiviert und die Produktion von Verdauungsenzymen angeregt. Die Speicheldrüsen in unserem Mund generieren normalerweise zwischen einem halben und eineinhalb Liter Speichel pro Tag. Zusammen mit unseren Zähnen übernimmt der Speichel also das erste Zerlegen unserer Nahrung. Wenn allerdings unser Parasympathikus vor lauter Aufregung einen Rückzieher macht, kommt auch die Speichelproduktion zu kurz.

Das Räuspern kann aber auch eine weniger schöne Ursache haben, und zwar eine Entzündung der Speicheldrüse, die sich unter der Zunge befindet. Damit sind wir endlich bei dem eigentlichen Frosch: Bildet sich dort eine Zyste, wird diese mit dem medizinischen Fachbegriff der »Ranula« bezeichnet, was auf Deutsch »Fröschlein« bedeutet.[48] Diesen Namen verdankt sie übrigens ihrer Form. Auch wenn wir viel reden oder schreien, kann das zu einer Überlastung der Stimme und einer Schwellung der Ranula führen.

Und wie ich beim letzten Mal schon angedeutet hatte, kann auch die Atmung eine Rolle spielen. Wenn wir aufgeregt sind, neigen wir dazu, durch den Mund statt durch die Nase zu atmen. Das trocknet ebenfalls den Mund und den Hals aus. Wer dann auch noch beim Sprechen zu viel Druck auf die Stimme gibt, wird schnell heiser.

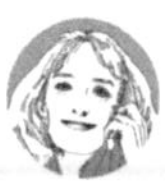

Das kenne ich vom Singen. Es hat seinen Grund, weshalb zu einer fundierten Gesangsausbildung auch immer die richtige Technik gehört. Schließlich will jeder Sänger tunlichst vermeiden, dass ihm die Töne vor lauter Aufregung im Hals stecken bleiben! Wichtig ist, dass wir beim Sprechen oder Singen immer den kompletten Resonanzraum ausnutzen, den unser Körper zu bieten hat. Das ist wie bei einer Gitarre: Wenn man die Saiten anschlägt, schwingt der ganze Gitarrenbauch mit und so entstehen die wundervollen Töne. Je nachdem, wie stark die Saiten gespannt sind, verändert sich die Tonhöhe – unsere Stimmbänder funktionieren ähnlich. Und da sie von Muskeln, nämlich der Stimmmuskulatur, gesteuert werden, können wir sie gut trainieren und Heiserkeit weitestgehend vermeiden. Wenn wir aber schon heiser sind, beispielsweise weil wir uns eine Erkältung mit Halsschmerzen und allem Drum und Dran eingefangen haben, sollten wir uns gut überlegen, ob das mit dem Singen jetzt unbedingt sein muss. Die bessere Alternative ist dann eher Abwarten und Tee trinken, bis die Schniefnase ausgestanden ist.

Apropos Schniefnase: Von Vorträgen habe ich jetzt erst mal **die Nase voll,** auch wenn ich gar nicht erkältet bin. Warum sagt man das denn eigentlich?

Kapitel 16
Wenn wir nicht loslassen können oder … warum Kissen manchmal wirklich brauchbar sind

Lerne loszulassen, es ist der Schlüssel zum Glück.[49]

Buddha

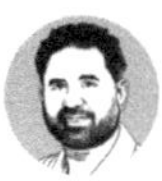

Als ich vor einiger Zeit eines Morgens in die Klinik kam, begegnete ich einer früheren Mitarbeiterin von mir, Frau Walter, die inzwischen in die Praxis eines Kollegen gewechselt hatte. Ich freute mich sehr, sie zu sehen, da unser letztes Zusammentreffen einige Zeit zurücklag. Allerdings verhielt sie sich etwas seltsam und zurückhaltend. Ich begann ein Gespräch mit der sonst so resoluten 55-Jährigen und merkte schnell, dass sie versuchte, ihren linken Arm vor mir zu verbergen. Das funktionierte aber nicht und ich konnte sehen, dass ihr Handgelenk bandagiert war.

Natürlich wollte ich wissen, welchen Grund es für diesen, meiner Ansicht nach nicht ganz so formschönen Verband gab, worauf die früher so quirlige Powerfrau resigniert mit den Schultern zuckte. Nun bin ich niemand, der sich mit einer solchen Antwort zufriedengibt. Also setzten wir uns mit einer Tasse Kaffee in mein Büro – manchmal sind Kaffeemaschinen ein wahrer Segen in der Therapie! Aber auch jetzt meinte Frau Walter nur: »Das habe ich seit ein paar Wochen, ist wahrscheinlich nur ein wenig überlastet. Ist zurzeit einfach alles etwas zu viel. In der Praxis muss ich viel zu viel PC-Arbeit erledigen, weil wegen Corona ständig jemand fehlt. Dann pflege ich noch meine Mutter, was unter den aktuellen Bedingungen auch nicht gerade einfach ist, und außerdem muss ich demnächst umziehen – ich muss mein Elternhaus verkaufen. Also heißt es ausmisten, was das Zeug hält …«

Ja, zugegeben. Viel Tippen und das schwere Tragen und Heben bei der Pflege und beim Ausmisten können durchaus dazu führen, dass ein Handgelenk sich beschwert. Aber irgendwie hatte ich das Gefühl, dass die Geschichte an dieser Stelle noch nicht zu Ende war. Was sie erzählte, konnte schließlich nicht der Grund dafür sein, dass sie versucht hatte, das Handgelenk vor mir zu verbergen. Dahinter verbarg sich offenbar noch mehr. Nur was, darauf konnte ich mir keinen Reim machen. Ich erkundigte mich daher nach ihrer Mutter, der es den Umständen entsprechend offenbar recht gutging, und nach ihren Umzugsplänen, denn mir war aufgefallen, dass sie gesagt hatte: »Ich MUSS demnächst umziehen.« Besonders glücklich schien sie damit also nicht zu sein.

Sie erzählte mir, dass sie bisher in einem geräumigen Haus ganz in der Nähe gewohnt hatte, zu dem auch ein großer Garten gehörte. In dem Haus war sie selbst schon aufgewachsen und auch ihre Kinder waren dort großgeworden. Zeitweise war es ein echtes Mehrgenerationenhaus. Doch momentan plagten sie finanzielle Sorgen und das Haus sei ohnehin zu groß, meinte sie, weil ihre vier Kinder bereits ausgezogen waren und eigene Familien hatten. Sie würde das Haus verkaufen müssen und ihre Mutter müsse wohl in ein Heim. Sie habe bereits eine neue Wohnung gefunden – bezahlbar, aber eben auch deutlich kleiner. Zu klein für sie und ihre pflegebedürftige Mutter. Nun stecke sie eben bis über beide Ohren in den Vorbereitungen für ihren Umzug: »Ich entsorge den ganzen alten Kram und Krempel, den ich nicht mehr unbedingt brauche. Alles Erinnerungen aus meiner eigenen Kindheit und an die Zeit, als meine Kinder aufgewachsen sind und mein Mann noch lebte. Ich kann das nicht alles mitnehmen, schließlich werde ich ja viel weniger Platz haben. In jeder freien Minute durchkämme ich also das Innenleben meiner Schränke und Schubladen. Ich räume um, ich räume weg, ich räume auf. Den Weg zum Müllcontainer kenne ich inzwischen fast besser als den Weg ins Bett ...«

Leider musste ich dann zum nächsten Termin und wir konnten uns nicht weiter unterhalten. Allerdings hat mich der Gedanke an Frau Walter und ihre Situation den ganzen Tag über nicht losgelassen.

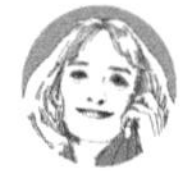

Loslassen – steckt hierin nicht womöglich ein Teil von Frau Walters Problem? Ganz ehrlich: Wenn jemand stundenlang verkrampft am Schreibtisch sitzt und zu Hause permanent schwer hebt und Sachen durch die Gegend schleppt, würde ich eher Rückenschmerzen erwarten. Es gibt schließlich genug Menschen, die davon ein Lied singen können. Aber bei Ihrer ehemaligen Mitarbeiterin ist es das Handgelenk. Sie sagen, dass eine Überlastung hier durchaus vorkommen kann. Das sehe ich ein, aber mir scheint, dass Frau Walter ihr altes Leben und die mit ihrem Häuschen verbundenen, vermutlich glücklichen Erinnerungen einfach **nicht loslassen kann.** Sie wird all die Jahre, in denen sie ihre Kinder in diesem Haus hat aufwachsen sehen, hinter sich lassen müssen. Und mit dem Haus muss sie auch viele ihrer Erinnerungsstücke **aus der Hand geben**, die keinen Platz mehr in ihrer neuen Wohnung, in ihrem neuen Lebensabschnitt, haben werden. Das ist keine leichte Aufgabe, was jeder weiß und nachempfinden kann, der schon mal nach vielen Jahren in derselben Wohnung in eine kleinere Bleibe umgezogen ist. Für mich wirkt es, als würde Frau Walters Handgelenk ihr gerade ziemlich deutlich mitteilen, dass sie offenbar nicht wirklich bereit ist, ihr altes Leben loszulassen.

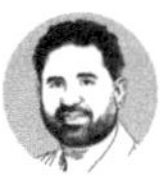

Diesen Gedanken hatte ich ebenfalls. Für mich ergab das aus medizinischer Perspektive einen Sinn. Ich will Ihnen auch erklären, warum. Lassen Sie uns vielleicht mal ein kurzes Experiment machen.

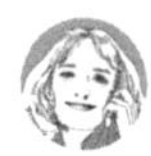

Gerne, ich bin ganz Ohr.

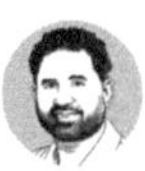

Das ist zwar schön, aber Ihr Ohr brauchen wir dafür nicht. Machen Sie doch mal bitte eine Faust. Ganz fest. So fest, wie Sie können. Und **nicht lockerlassen**!

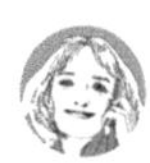

Alles klar, habe ich.

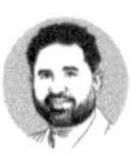

Nicht aufhören!

Nicht lockerlassen
Heutzutage sieht man sie nur noch selten: Pferdekutschen. Dem Kutscher hoch oben auf dem Bock kam früher eine ähnliche Aufgabe zu wie den Autofahrern heute: Er musste sein Gefährt lenken. Das konnte er nur, wenn er die Zügel seines Gespanns nicht lockerließ. Lockerzulassen bedeutete, nachgiebig und damit den Zugtieren mehr oder weniger ausgeliefert zu sein. In der übertragenen Bedeutung dieser Redewendung kann es heutzutage jedoch durchaus sinnvoll sein, auch mal lockerzulassen und die Dinge nicht ganz so eng zu sehen.

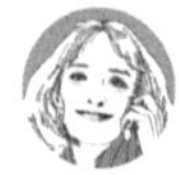

Okay, okay, ich höre schon nicht auf. Aber hätte ich vorher gewusst, was wir heute machen, hätte ich meine Fingernägel kürzer geschnitten …

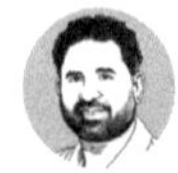

Da müssen Sie jetzt durch. Und, was glauben Sie, wie lange können Sie das durchhalten? Stellen Sie sich vor, Sie hängen an einem Felsvorsprung und klammern sich dort fest. Wenn Sie loslassen, stürzen Sie in die Tiefe. Das wollen Sie natürlich mit aller Kraft verhindern. Wie lange schaffen Sie es? Stunden? Tage? Wochen?

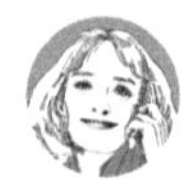

Äh, nein, sicher nicht. Meine Muskeln fangen jetzt schon an, sich zu verkrampfen. Vermutlich werde ich bald lockerlassen müssen. Und auch wenn ich das in dieser Situation am Felsen um jeden Preis vermeiden wollen würde: Irgendwann könnte ich mich einfach nicht mehr halten.

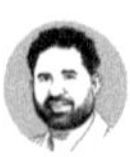

Ganz genau. Aber woran liegt es, dass Sie das nicht können?

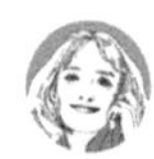

Vielleicht habe ich einfach zu wenig Kraft. Und ich werde vermutlich auch Schmerzen bekommen.

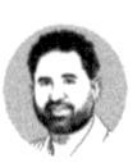

Stimmt, aber was ist der Grund für den Kraftverlust und die Schmerzen? Sie dürfen erst loslassen, wenn Sie mir den Grund nennen können!

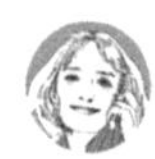

Das ist aber gemein! Keine Ahnung!

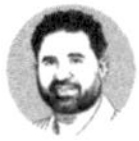

Was glauben Sie, warum können Sie nicht einfach so lange eine Faust machen, wie Sie wollen? Woran scheitert das?

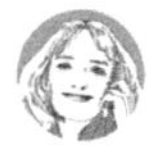

Also in meiner aktuellen Situation sicher daran, dass mein Leben nicht davon abhängt … Aber am mangelnden Willen kann es vermutlich nicht liegen, wenn ich hilflos an einem Felsvorsprung hänge.

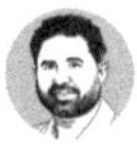

Sicher nicht. Also, überlegen Sie weiter. Und nicht aufhören, schön weiter drücken! Schauen Sie sich Ihre Faust mal genau an. Was sehen Sie?

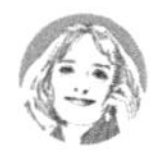

Die Knöchel werden weiß. Jetzt hab ich's, es liegt an der fehlenden Durchblutung!

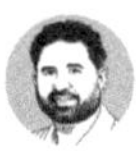

Genau das ist der Grund: Die Blutzirkulation ist gestört. Wenn Sie jetzt loslassen, wird das Weiße sehr schnell richtig rot, die Durchblutung kommt dann sofort wieder in Gang. Ja, Sie dürfen jetzt lockerlassen!

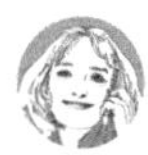

Ahhhh, herrlich … Es kribbelt und wird wunderbar warm!

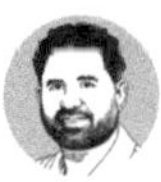

Diese mangelnde Blutversorgung ist auch die Ursache dafür, dass sich unsere Muskeln verkrampfen, wenn wir beispielsweise lange am PC sitzen und konzentriert arbeiten oder aus anderen Gründen lange in derselben Haltung verharren. Unsere Muskeln sind dafür ausgelegt, sich zu bewegen, und wenn sie längere Zeit unter Spannung stehen, fehlt die Durchblutung. Wenn Sie lange in der Hocke saßen und schnell aufstehen, merken Sie sofort, wie Ihre Durchblutung wieder in Gang kommt – allerdings nicht so schnell, wie Sie aufgestanden sind, daher sehen Sie im ersten Moment Sternchen oder es wird Ihnen kurz schwindelig. In Fällen wie bei Ihrer Faust hilft es, wenn man die Finger kurz kräftig reibt und durchbewegt, das kurbelt den Blutfluss wieder an. Wären bei Ihnen jetzt Arme oder Beine betroffen, könnte auch eine Massage durchaus für Linderung sorgen, weil sie in diesem Moment die Blutzirkulation in dem betroffenen Gewebe verbessert.

Sie merken vermutlich, dass Ihre Faust sogar jetzt noch leicht schmerzt, weil Ihre Muskulatur doch eine ganze Weile unter dieser unnatürlichen Spannung stand. Wenn Sie zudem auch innerlich eigentlich gar nicht loslassen wollen, weil Sie – wie Frau Walter – an einem Menschen oder einer Sache ganz besonders hängen, dann bekommen Ihre Muskeln vom vegetativen Nervensystem das Signal, weiter festzuhalten. Die Situation wird also nicht wirklich aufgelöst. Es liegt zwar keine komplette Dysfunktion vor, aber die Durchblutung wird nicht so gut funktionieren, wie sie es müsste, um Ihre Muskulatur mit den Nährstoffen und dem Sauerstoff zu versorgen, die sie braucht, damit Sie wieder komplett schmerzfrei werden und bleiben. Auf Dauer verändert sich dadurch sogar die Struktur des Muskels und der Faszien, und so kommen Verspannungen und Verklebungen zustande.

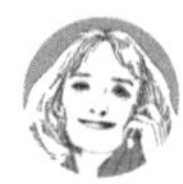

Das leuchtet mir ein. Also dürfte es Frau Walter besser gehen, wenn sie es schafft, den inneren und äußeren Blick nach vorne, also in die Zukunft zu richten, statt sich an der Vergangenheit festzukrallen. Eigentlich ist das schon fast ein Paradoxon: Sie kann ihr altes Leben **nicht loslassen** und hat deswegen ihr momentanes Leben **nicht im Griff.** Es scheint für sie im wahrsten Sinne des Wortes **unbegreiflich** und **unfassbar** zu sein, ihr gewohntes Leben aufzugeben und in eine neue Bleibe ziehen zu müssen. Aber wie ging es denn letztlich mit Frau Walter weiter?

Etwas im Griff haben

Wenn wir etwas im Griff haben, haben wir die Kontrolle darüber. Wir sind uns dessen sicher und können es (be-)greifen. Hat ein Reiter beispielsweise allerdings die Zügel seines Pferdes wortwörtlich nicht mehr im Griff, wird er sich ebenso unsicher fühlen wie ein Mitarbeiter, der sich mit einer ihm übertragenen Aufgabe überfordert sieht.

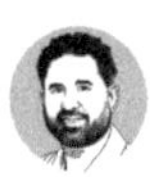

Als ich Frau Walter ein paar Tage später wiedertraf, schaute ich mir ihr Handgelenk selbst einmal an. Wie ich mir schon gedacht hatte, sprach alles für eine Sehnenscheidenentzündung, oder auf schlau: Tendovaginitis.

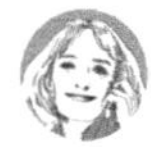

Was passiert bei einer Sehnenscheidenentzündung denn genau im Handgelenk?

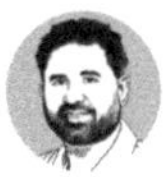

Sie müssen sich das so vorstellen: Sehnen sind in sogenannte Sehnenscheiden verpackt. Normalerweise gleiten unsere Sehnen einfach reibungslos durch diese Sehnenscheiden hindurch. Bei einer Überlastung kann es allerdings zu »Reibereien« kommen. Dadurch schwillt die Sehnenscheide an, was dazu führt, dass die Sehne weniger Platz im Tunnel hat. Also reibt sie sich immer mehr an ihrer Hülle, was den Effekt noch weiter verstärkt. Wenn nichts dagegen unternommen wird, entsteht ein Teufelskreis. Renovierungen oder ein Umzug können die Entstehung einer solchen Entzündung begünstigen, aber auch verschiedene Sportarten wie Tennis und Klettern oder monotone, sich wiederholende Tätigkeiten wie lange PC-Arbeit. Monotone Arbeiten können sich sogar doppelt negativ auswirken, weil wir bei diesen Dingen meistens nicht besonders motiviert sind und das psychisch belastend sein kann. Wenn die Entzündung erst einmal im Gange ist, fällt es einem beeinträchtigten Immunsystem natürlich schwer, etwas dagegen zu unternehmen und eine Heilung in Gang zu setzen.

Dass Frau Walters Handgelenk unter dem Umzug gelitten hat, ergibt also grundsätzlich einen Sinn. Aber ich weiß, dass sie mit ihrem Handgelenk früher schon ganz andere Dinge hinbekommen hat, ohne dass es zu einer Sehnenscheidenentzündung gekommen war. Wir setzten uns also noch einmal zusammen und redeten. Dieses Mal fragte ich sie behutsam, ob sie sich vorstellen könnte, dass sie vielleicht Angst davor hat, mit ihrem Häuschen auch ihr bisheriges Leben und die damit verbundenen Erinnerungen loslassen und aufgeben zu müssen. Ich hatte den Eindruck, dass sie sich an den guten alten Zeiten **festklammerte** und sie schlicht und ergreifend **nicht aus der Hand geben wollte**. Davon wollte sie allerdings überhaupt nichts hören. Dass hierin möglicherweise die Ursache für ihre Beschwerden liegen könnte, diesen Gedanken lehnte sie vehement ab. »Ich bin doch tough. Und meine Erinnerungen habe ich hier oben immer bei mir!«, erwiderte sie energisch und tippte sich mit dem Zeigefinger an die Stirn. Das wollte ich auch gar nicht abstreiten, denn ich kenne Frau

Walter aus unserer gemeinsamen Zeit durchaus als pragmatische, zupackende Person.

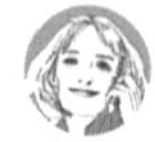

Aber jeder Mensch hat eben auch seine schwachen Seiten. Man will sie nur nicht so gerne wahrhaben!

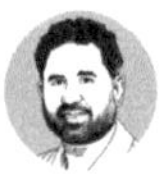

Bei Frau Walter war das auch der Fall. Also versuchte ich es mit einer anderen Strategie. Hildegund Heinl beschreibt in *Körperschmerz – Seelenschmerz* einen Fall, in dem sie einer Patientin, die eine Psychotherapie ablehnte, empfahl, mit einem Handtuch auf ein Kissen einzuschlagen – vorgeblich mit dem Ziel, ihre verspannten Muskeln zu lockern. Sie erklärte der Patientin jedoch nicht, dass diese Übung eher dem Zweck diente, die Trauer und Wut abzubauen, die sich in der Patientin über Jahre angestaut hatten.[34] Frau Walter legte ich in Anlehnung daran also nahe, mehrmals am Tag abwechselnd mit der Faust auf ein Kissen einzuschlagen und es ein paar Minuten lang durchzukneten, um durch das Wechselspiel von Anspannung und Entspannung die Durchblutung wieder in Gang zu setzen. Das war aus rein orthopädischer Sicht sinnvoll und leuchtete Frau Walter auch ein. Für mich war das schon ein erster Schritt in die richtige Richtung, da ich mir ziemlich sicher sein konnte, dass sie den Vorschlag auch in die Tat umsetzen würde. Darüber hinaus erhoffte ich mir allerdings auch, dass sie insbesondere durch das Kneten des Kissens, also durch das bewusste muskuläre Loslassen, mit der Zeit auch ihre innere Angst vor dem Loslassen würde abbauen können. Meine Theorie war, dass sie durch das gezielte Loslassen des Kissens ihrem autonomen Nervensystem signalisieren könnte, dass Loslassen eigentlich gar nicht so schlimm ist.

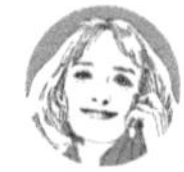

Das hat für mich eine gewisse Ähnlichkeit mit dem Placebo-Effekt: Wenn Frau Walter davon überzeugt ist, dass die von Ihnen vorgeschlagene Therapie wirkt, wird sie durch ihre positive innere Einstellung eine deutlich größere Wirkung erzielen als jene, die durch die rein orthopädische Komponente der Behandlung zu erklären ist. Sehe ich das richtig?

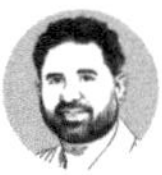

Teilweise. Das Anspannen und Entspannen der Muskulatur spielt auch bei der von dem amerikanischen Arzt Edmund Jacobson entwickelte progressive Muskelrelaxation (PMR) eine Rolle. Hierbei geht es darum, die Muskulatur in bestimmten Körperregionen gezielt für ein paar Sekunden anzuspannen, um danach bewusst loszulassen und so zu einer tieferen Entspannung zu gelangen. Es entsteht ein vertieftes Ruhegefühl. Da die Methode wissenschaftlich fundiert ist, haben sogar viele Krankenkassen diese Programme in ihrem Angebot, beispielsweise als Apps oder (kostenlose) Downloads. Bei meiner Strategie habe ich also nicht nur auf den Placebo-Effekt gesetzt.

Aber der Placebo-Effekt ist in der Tat ein schönes Beispiel dafür, welch große Rolle unsere Psyche in der Medizin und damit für unsere Gesundheit spielt – daher hatte ich ihn im Fall von Frau Walter durchaus auch im Sinn. Und was ich gleich vorausschicken will: Der Placebo-Effekt hat völlig zu Unrecht einen schlechten Ruf. Häufig wird der Begriff als Synonym für Wirkungslosigkeit verwendet oder für einen Nutzen, der lediglich »eingebildet« ist. Diese Auffassung trifft es jedoch nicht, denn der medizinischen Bedeutung von Placebo – zu Deutsch »Ich werde gefallen« – wird diese Interpretation alles andere als gerecht.[50]

Der Placebo-Effekt geht sehr viel weiter. Im Rahmen von Placebo-Studien haben Wissenschaftler wie Dr. Ulrike Bingel[51], Professorin an der Klinik für Neurologie der Universitätsklinik Essen, gleich mehrere interessante Feststellungen machen können. Wirksame Medikamente wie beispielsweise starke Schmerzmittel wirken bei Patienten besser, wenn diese wissen, dass sie ein bekanntes, potentes Schmerzmittel bekommen. Dadurch, dass das vegetative Nervensystem vermehrt positive Signale an das Gehirn weiterleitet, wird auch unser Schmerzempfinden maßgeblich beeinflusst. Und auch wenn die Patienten von derselben Annahme ausgehen, ihnen aber nur ein Placebo verabreicht wird, wirkt dieses Placebo schmerzstillend. Dr. Bingel konnte zeigen, dass unter Placebo-Gabe in den Schmerzarealen des Gehirns bei den

Probanden nachweislich weniger Aktivität ankommt, wenn diese Schmerzreizen ausgesetzt werden. Stattdessen werden die Schmerzhemmungsbereiche stärker aktiviert, die auch für unsere Selbstheilungsprozesse von Bedeutung sind. Dieser Effekt ist den meisten von uns bekannt.

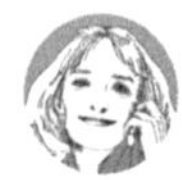

Das allein ist für uns Patienten ja schon schwer zu akzeptieren. Wie soll denn etwas wirken, das nachweislich keinen Wirkstoff hat? Aber das Faszinierende ist: Es funktioniert tatsächlich und es kann nicht nur empirisch, sondern sogar durch Messungen der Gehirnaktivität nachgewiesen werden. Weil mich das Thema Placebo sehr interessiert hat, habe ich mich etwas näher mit der Arbeit von Julian Kleine-Borgmann und Ulrike Bingel[52] beschäftigt.

Noch spannender als den Placebo-Effekt, wie man ihn landläufig kennt, fand ich die Erkenntnis der beiden, dass auch ein erwiesenermaßen hochwirksames Schmerzmedikament, also ein »echtes« Arzneimittel, ganz erheblich an Potenz verliert, wenn die Patienten damit rechnen, dass sie lediglich ein Placebo erhalten. Wie stark der Einfluss unseres vegetativen Nervensystems ist, sieht man am eindrucksvollsten an der Erkenntnis, dass das sogar bei unserem Immunsystem funktioniert und es positiv auf die Verabreichung von Placebos reagieren kann.

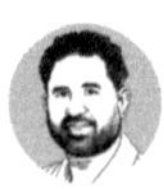

Mitentscheidend für den Grad der Wirksamkeit eines Medikaments oder auch einer Behandlung ist also immer, dass die Patienten eine positive Erwartungshaltung haben. Dementsprechend müssen wir Ärzte auch dafür sorgen, dass sich unsere Patienten bei uns aufgehoben und in guten Händen fühlen. Osteopathen oder Heilpraktiker haben da sicherlich den Vorteil, dass sie deutlich mehr Zeit für Gespräche mit ihren Patienten aufwenden und sich dadurch viel intensiver ihrer Patienten annehmen können, als das bei niedergelassenen (Kassen-) Ärzten der Fall ist. Schon allein durch diese Zuwendung lassen sich bei den Patienten Ängste und Anspannungen reduzieren und das macht sie aufnahmefähiger für die Behandlung.

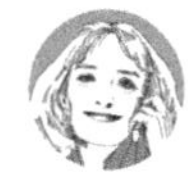

Ein gutes Beispiel hierfür ist meiner Meinung nach die Behandlung von Babys: Ein Baby spürt instinktiv, wenn es gut aufgehoben ist und wenn es jemand gut mit ihm meint. Beruhigende Worte und sanfte Berührungen wirken bei Babys sehr direkt auf das vegetative Nervensystem, weil sie noch – wie soll ich sagen – »unverbraucht« sind. Im Gegensatz zu uns Erwachsenen sind sie nicht geprägt von persönlichen Lebenserfahrungen und gesellschaftlichen Anspruchshaltungen. Wenn Babys wahrnehmen, dass sich jemand aufmerksam und wohlwollend um sie kümmert, entspannen sie sich und werden ruhiger. Wir sollten definitiv lernen, diese Instinkte, die ja auch im Erwachsenenalter noch irgendwo tief in uns stecken, wieder aktiv wahrzunehmen.

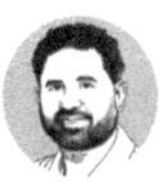

Ganz genau. Denn auch bei uns Erwachsenen haben Behandlungen und Medikamente einen noch sehr viel stärkeren Effekt, wenn wir sie in entspannter Atmosphäre annehmen können. Gute Osteopathen oder Heilpraktiker sind in meinen Augen daher eine wirksame Ergänzung zur Schulmedizin: Sie haben andere Möglichkeiten und können stärker auf der ganzheitlichen Ebene ansetzen – aber sie kennen auch ihre Grenzen und wissen, wann sie ihren Patienten nicht weiterhelfen können und die Schulmedizin gefragt ist.

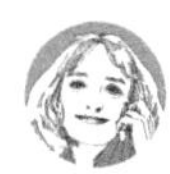

In Ihrem Fall konnte Frau Walter wohl von dem Wissen und den Möglichkeiten beider Welten profitieren. Das hoffe ich jedenfalls. Wissen Sie denn, ob Ihre »Therapie mit Hintergedanken« funktioniert hat?

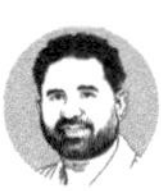

Als ich Frau Walter ein paar Wochen später wiedergetroffen habe, erzählte sie mir, dass sie schon eine erste Besserung spüren würde. Sie trug auch keinen Verband mehr. Ich hoffe sehr, dass ihr mein etwas unkonventioneller Behandlungsansatz wirklich guttut und ihre Beschwerden nachhaltig gelindert werden.

Kapitel 17
Neulich in der Praxis: Warum sagt man eigentlich … die Nase voll haben?

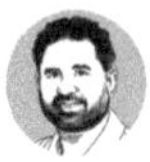

Sie haben Ihren Vortrag doch mit Bravour gemeistert, Frau Kohlmann. Warum haben Sie denn dann »die Nase voll«?

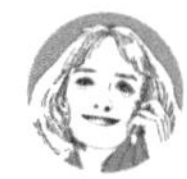

Na ja, die ganze Arbeit für die Vorbereitung, die Aufregung … und das alles für nur 20 Minuten Vortrag. Aber wieso sagen wir eigentlich, dass wir die »Nase voll« haben, wenn wir etwas oder jemanden leid sind? Ich würde vermuten, weil uns ein Schnupfen ähnlich lästig ist wie die Sache oder die Person, von der wir genug haben. Es kommt schließlich oft genug vor, dass wir uns genau dann eine Erkältung einfangen, wenn wir besonders genervt sind. In einem solchen Fall sollten wir uns vielleicht nicht nur fragen, wo wir uns dieses Mal schon wieder angesteckt und eine Erkältung eingefangen haben, sondern auch, ob unser Immunsystem vielleicht auf Sparflamme läuft, weil unser vegetatives Nervensystem gerade mit einer anderen Baustelle beschäftigt ist.

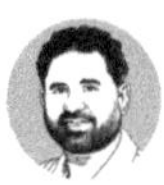

Sich diese Frage zu stellen, wäre durchaus richtig und wichtig, denn unser Vegetativum ist direkt mit dem Immunsystem verknüpft. Wenn der Sympathikus durch längere Stressphasen dauerhaft aktiv ist und der parasympathische Anteil in dieser Zeit entsprechend zurückgedrängt wird, fährt in unserem Körper die Immunantwort herunter. Seit etwa 40 Jahren gibt es hierzu sogar ein eigenes Forschungsgebiet, die Psychoneuroimmunologie.[53]

Aber bleiben wir in Sachen Immunsystem doch einmal bei unserem Lieblingsthema, dem Fußball: Die Schleimhäute, insbesondere die in der Nase, im Rachen und in den Bronchien, können wir uns als Torwart vorstellen. Wenn die Schleimhäute auf Zack sind, können Viren und Bakterien erst gar keinen Treffer bei uns landen. Sollte der Bakterienball aber doch mal ins Tor gelangen, haben wir noch unsere körpereigenen Abwehrspieler: Lymphe, Antikörper, Fresszellen und weiße Blutkörperchen, also Lymphozyten und Leukozyten, sorgen in bester Augenthaler-Manier gerne dafür, dass Viren und Bakterien vom Spielfeld transportiert werden. Aber der Topspieler unseres Immunsystems ist eigentlich unser Darm, auch wenn er oft unterschätzt wird. Unscheinbar, aber höchst effektiv. Unser Darm bringt nicht nur eine Riesenleistung, er ist auch riesig: Wenn man ihn entfalten würde, würde seine Oberfläche von 400 bis 500 Quadratmetern zwar nicht ganz für ein Fußballfeld, aber immerhin für zwei Tennisplätze reichen.[54] Und er kann mit einem weiteren Superlativ aufwarten: Unsere Darmflora ist eine WG, in der bis zu 100 Billionen Mikroorganismen leben und für unsere innere Balance sorgen. Darüber hinaus sind rund 70 Prozent unserer Abwehrspieler im Darm für uns im Einsatz.[54] Das finde ich schon beeindruckend.

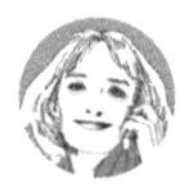

Also können wir zusammenfassend sagen: Wenn unser Nervus vagus – unser innerer Zehner – nicht im Vollbesitz seiner Kräfte ist und sein Talent als Kopf der Mannschaft nicht ausspielen kann, kommen selbst die besten Abwehrspieler an ihre Grenzen. Das gilt es um jeden Preis zu verhindern, denn sonst hat unsere Abwehr gegen fiese Erkältungsviren keine Chance und wir haben die Nase voll.

Manchmal bricht es einem fast das Herz, wenn man sieht, wie sich die Elf auf dem Feld – oder die Abwehrzellen in unserem Körper – abrackert, aber es dann letztlich doch nicht für den Sieg reicht. Apropos »Es bricht einem das Herz«: Ich hatte vor einer Weile eine Begegnung, bei der es tatsächlich um ein gebrochenes Herz ging. Vielleicht können wir uns beim nächsten Mal darüber unterhalten?

Kapitel 18
Wenn uns die Verantwortung auf den Schultern lastet oder … warum Atlas kein gutes Vorbild war

Man darf niemandem seine Verantwortung abnehmen,
aber man soll jedem helfen, seine Verantwortung zu tragen.[55]

Heinrich Wolfgang Seidel

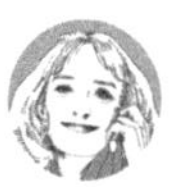

Bei unserem letzten Familientreffen hatte ich seit langem mal wieder die Gelegenheit, mich ausführlich mit meinem Cousin Jonas zu unterhalten. Wir tauschten uns also aus über unsere Arbeit, die Projekte, an denen wir gerade bastelten, und womit wir uns in unserer Freizeit beschäftigten. Jonas schien im Laufe der Pandemie das eine oder andere Home-Office-Kilo zugelegt zu haben und er wirkte auch sonst deutlich weniger dynamisch als früher. Doch er schien sich aufrichtig zu freuen, dass wir uns endlich einmal nicht nur zwischen Tür und Angel begegneten. Während wir uns also recht angeregt unterhielten, wurden wir irgendwann mit einer nicht ganz so angenehmen Erkenntnis konfrontiert: Wir werden alt. Denn neben Arbeit, Projekten und Freizeitbeschäftigungen schlich sich auch ein Thema in unser Gespräch, das wir früher bei solchen Gelegenheiten immer belächelt hatten, wenn unsere alten Tantchen sich unterhielten: die diversen Zipperlein und Wehwehchen. Wir schmunzelten also über uns selbst und zuckten mit den Schultern: »Was soll's, dann werden wir eben alt! Die Alternative ist schließlich auch keine Lösung …«

Bei Jonas zuckten allerdings nicht nur die Schultern – er verzog unwillkürlich auch schmerzhaft sein Gesicht bei der Bewegung. Er kniff die Augen zusammen und seine Lippen formten nur noch eine dünne Linie. Es dauerte eine ganze Weile, bis sich seine Gesichtszüge entspannten und seine Schultern wieder herabsanken. Das gefiel mir gar nicht und ich hakte nach. Jonas schaute daraufhin aber nur betroffen zu Boden, als würde er es begrüßen, wenn sich dort ein Loch auftäte, in dem er verschwinden könnte.

»Was ist denn los?«, fragte ich. Zögerlich erzählte er mir, dass er seit einiger Zeit starke Schmerzen in der rechten Schulter hatte – als Rechtshänder sein Mausarm. »Außerdem habe ich oft Kopfschmerzen und mir wird immer wieder mal schwindelig. Das kenne ich von mir so gar nicht. Aber halb so wild, das geht auch wieder weg.« Erst jetzt fiel mir auf, dass auch seine ganze Haltung angespannt wirkte – er erinnerte mich ein wenig an ein verängstigtes Kaninchen. Es schien, als würde er vor irgendetwas den Kopf einziehen: Rücken krumm, Schultern hochgezogen, von seinem Hals kaum noch etwas zu sehen. Wirklich gut drehen konnte er seinen Kopf auch nicht. Zum Arzt wollte er aber nicht gehen. »So schlimm ist es auch wieder nicht!« Na ja, da konnte man geteilter Meinung sein.

Sich ins Zeug legen

Als die Feldarbeit noch mit Pflugscharen erledigt wurde, vor die man Zugtiere spannte, dürfte diese Redewendung wohl geboren worden sein. Denn war der Acker so tief, dass man einsank, oder trocken und extrem hart, mussten sich die Tiere mit aller Kraft in ihr Zaumzeug stemmen, um den Pflug zu ziehen. Gleiches galt für die Zugtiere von Brauereiwägen oder sonstige Lasttiere. Heute verwenden wir die Redewendung im positiven Sinne, wenn wir ausdrücken wollen, dass jemand sehr viel Energie und Arbeit in eine Sache investiert hat.

Da Jonas offenbar nicht weiter darüber reden wollte, ließ ich es zu, dass sich unsere Unterhaltung wieder der Arbeit zuwandte. Seit mein Cousin vor drei Jahren befördert wurde, ist er der direkte Vertreter seines Chefs. »Das war total klasse damals, ich habe mich dermaßen über diese Chance gefreut! Für die Position hätte es nämlich noch einige andere geeignete Kandidaten gegeben. Aber mein Chef hat sich tatsächlich für mich entschieden und mir damit gezeigt, dass er mir wirklich vertraut. Das hat mir mehr bedeutet als die Gehaltserhöhung, die damit verbunden war. Also habe ich mich in den letzten

Jahren echt **ins Zeug gelegt** – dieses Vertrauen will ich ganz sicher nicht enttäuschen!«

An diesem Punkt holte Jonas tief Luft und ich merkte, wie sein Enthusiasmus, über den ich mich gerade noch gefreut hatte, wieder verschwand. Jonas sank förmlich in sich zusammen, wie ein Luftballon, aus dem schnell die Luft entweicht. Mit deutlich weniger Elan erzählte er weiter: »Als mein Chef dann vergangenes Jahr ein Sabbatjahr eingelegt hat, musste ich feststellen, dass es gar nicht so einfach ist, wenn einem die Verantwortung für so viel Personal **auf den Schultern lastet.** Es ist bisher nie etwas schiefgegangen, wenn ich den Chef vertreten habe, aber ich merke immer wieder, dass mir das nicht leichtfällt. Insbesondere gebe ich nur ungern Arbeitsaufträge an meine Leute, wenn ich sehe, dass sie ohnehin schon überlastet sind, weil wir einfach nie genug Personal haben. Das kennst du ja auch. Da **schultere** ich die ganze Arbeit lieber selbst. Komischerweise gewöhne ich mich offenbar aber auch nicht an diese Situation: Wenn ich daran denke, dass mein Chef nächstes Jahr in Rente geht, und daran, dass ich seine Nachfolge antreten soll und die Verantwortung dann allein auf mir lastet, wird mir schon wieder schwindelig …«

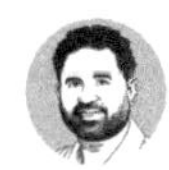

Ihr Cousin sollte mit diesen Symptomen wirklich mal einen Arzt aufsuchen. Gerade mit Schwindel ist nicht zu spaßen, das sollte er auf jeden Fall abklären lassen.

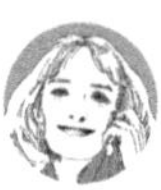

Das sehe ich genauso. Vor allem, weil ich das Gefühl habe, dass es hier noch eine Vorgeschichte gibt, die eine Rolle spielen könnte – ich könnte mir vorstellen, dass ein Zusammenhang zwischen seiner aktuellen Situation und seinem ersten Job besteht. Als Jonas nach dem Studium seine erste Stelle antrat, wurde er ohne die nötige Einarbeitung und Unterstützung mit Aufgaben betraut, die ein Einsteiger, ein frischgebackener Uniabsolvent ohne Berufserfahrung, kaum bewältigen kann. Das ist inzwischen zwar schon über 20 Jahre her, aber ich kann mich daran erinnern, dass er damals Überstunden geschoben hat ohne Ende, weil er immer das Gefühl hatte, sein Pensum nicht zu schaffen und den Überblick zu verlieren. Er hatte damals die Verantwortung für das komplette Projektmanagement, ohne dass ihm jemand erklärt hätte, wie man damit umgeht. Ich weiß noch, dass Jonas innerhalb von ein paar Monaten massiv an Gewicht verlor, weil er kaum noch zum Essen kam, und er auch sehr wenig und schlecht schlief. Zum Glück fand er recht schnell einen anderen Job, sodass er nach ein paar Monaten dort kündigen konnte, aber ich bin mir nach seiner Erzählung nicht mehr so sicher, ob er die Erfahrung, die er damals machen musste, wirklich verarbeitet hat.

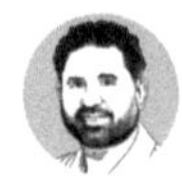

Ich teile Ihre Vermutung, dass diese Beschwerden eine psychosomatische Ursache haben könnten, und die kann durchaus in der Verbindung zwischen seinem damaligen Job und seiner heutigen Situation bestehen. Solche Fälle sind nicht selten, aber sehr schwierig zu erkennen, da die Betroffenen selbst die Zusammenhänge gar nicht sehen – wollen oder können, das kommt beides vor. Darüber hatten wir ja schon einmal gesprochen. Dass die Verantwortung, die man in einer leitenden Position auf den Schultern trägt, eine große Belastung sein kann, weiß ich aus eigener Erfahrung.

Aber natürlich müsste man auch hier zuerst die körperliche Seite abklären. Die Schmerzen in der Schulter könnten auf ein Impingement hindeuten, also eine Verengung in der Schulter. Dabei könnte der Schleimbeutel zwischen Rotatorenmanschette und Schulterdach eingeengt sein, was durchaus sehr schmerzhaft ist. Kopfschmerzen und Schwindel könnten mit dem Atlas, unserem ersten Halswirbel, zusammenhängen. Aber um da eine genauere Aussage treffen zu können, müsste ich mir Ihren Cousin natürlich selbst anschauen.

Wer auch immer unseren ersten Halswirbel auf den Namen Atlas getauft hat – er hat damit den sprichwörtlichen **Nagel auf den Kopf getroffen**, finden Sie nicht? In der Antike waren Heilkunde und Mythologie ja noch eng verflochten, daher ist diese Namensgebung gar nicht so abwegig. Das Wort »Atlas« stammt aus dem Altgriechischen und leitet sich aus dem Wortstamm τλα wie in τλῆναι tlḗnai ab, zu Deutsch »tragen, erdulden«[56]. Das passt, denn der Titan Atlas aus der griechischen Mythologie war dazu verdammt, für die Ewigkeit am äußersten, westlichen Rand der Welt auszuharren und dabei das Himmelsgewölbe stützend auf seinen Schultern zu tragen. Die Bilder, auf denen der Titan zu sehen ist, wie er die Weltkugel auf den Schultern balanciert, kennen vermutlich die meisten. Schon allein bei dem Anblick seiner gekrümmten Haltung tut mir alles weh. In der Mythologie konnte Atlas den Titan Herakles davon überzeugen, ihm für eine Weile das Himmelsgewölbe abzunehmen, und stellte in dieser Zeit fest: »[…] meine Schultern haben nun einmal empfunden, wie es schmeckt, wenn der eherne Himmel nicht auf ihnen lastet. Ich mag ihn fürder nicht wieder tragen.«[57] Herakles überlistete Atlas aber schließlich doch, sodass es Atlas ist, den wir heute mit der Last der Weltkugel in Verbindung bringen.

Den Nagel auf den Kopf treffen

Schaut man heutzutage den Schützen bei einem Wettbewerb zu, kommt man vermutlich nicht mehr unmittelbar auf die Idee, dass diese Redewendung aus der Schießkunst stammt. Früher waren auf den mit Ringen markierten Scheiben in der Mitte ein Nagel angebracht, mit dem sie wahrscheinlich auch befestigt waren. Traf man den Nagel also auf den Kopf, so war das ein perfekter Treffer. Im Laufe der Zeit bekam die Redewendung eine eher übertragene Bedeutung; sie drückt heutzutage aus, dass jemand genau das Richtige gesagt oder getan hat.

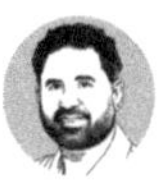

Spannend! Und auch orthopädisch hat der Atlas einiges zu bieten, denn unser erster Halswirbel ist eine Art Schlüsselstelle für unser Skelett und das Nervensystem. Er trägt in unserem Körper zwar keinen Erdball, sondern nur unseren Kopf, aber der ist ja mit seinen rund dreieinhalb bis vier Kilogramm Gewicht[58] auch nicht ganz leicht. Außerdem bildet der Atlas den Übergang vom Gehirn zum Rückenmark. Über feine Muskeln und Bänder und ein filigranes Geflecht aus jeder Menge Nerven ist er mit unserem Schädel verbunden.[59] Man kann sich gut vorstellen, dass er daher besonders sensibel, aber auch anfällig für Störungen ist.

Während die anderen Wirbel unserer Wirbelsäule durch Bandscheiben getrennt und damit gepolstert sind, ist das beim Atlas und der Axis, unserem zweiten Halswirbel, nicht der Fall. Das Risiko einer Verdrehung, Verschiebung oder Blockierung ist hier also höher. Dadurch kann auch die Reizweiterleitung in den Nervenbahnen beeinträchtigt werden, was unter anderem Schwindelanfälle auslösen kann. Das passiert beispielsweise, wenn die Informationen, die das Gleichgewichtsorgan im Innenohr meldet, nicht mehr mit den Informationen der Positions- und Spannungsrezeptoren in den Muskeln, Bändern und Gelenkkapseln der oberen Halswirbelsäule übereinstimmen.[60] Das Gehirn kann diese Informationen dann nicht mehr richtig verarbeiten und bringt, ganz in der Manier unseres PCs bei der Arbeit, eine Fehlermeldung, und die äußert sich als Schwindel.

Es ist aber auch möglich, dass der Schwindel auf massive Verspannungen im Bereich der Halswirbelsäule zurückzuführen ist. Wenn die Muskulatur dort verhärtet, kann sie auf die aus der Halswirbelsäule austretenden Nerven drücken oder die dortigen Blutgefäße einengen. Dadurch wird die Durchblutung der Hirnnerven in Mitleidenschaft gezogen, was ebenfalls ursächlich für den Schwindel sein kann.

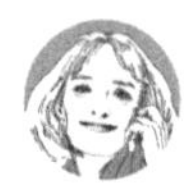

Und dass bei Verspannungen und Blockierungen gerne mal das autonome Nervensystem und der Vagus ihre Nervenenden im Spiel haben, wissen wir ja. Jonas sollte sich wirklich Hilfe suchen. Er muss seine Verantwortung zwar nicht gerade **auf die leichte Schulter nehmen**, aber sie sollte auch nicht so schwer auf seinen Schultern lasten, dass er davon Schmerzen bekommt!

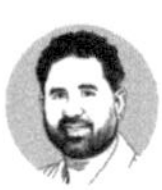

Ganz sicher nicht. Aber wieso sagt man eigentlich, dass man etwas auf die »leichte Schulter« nimmt? Gibt es auch eine schwere Schulter? Orthopädisch betrachtet wäre mir das jedenfalls nicht bekannt ...

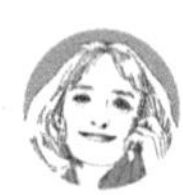

Nein, hier liegt eher ein sprachlicher Fehler vor, der sich wohl irgendwann in der Entwicklung dieser Redewendung eingeschlichen hat. Interessant finde ich, dass die Herkunft des Wortes »Schulter« bisher nicht eindeutig geklärt ist. Etymologen halten es einerseits für möglich, dass das Wort zu den Bezeichnungen von krummen Körperteilen gehören könnte und damit der Wortsippe von »scheel«

zuzurechnen wäre. Allerdings taucht in dieser Wortsippe kein in der Bedeutung ähnliches Wort auf. Eine andere Theorie besagt, dass es auch eine Instrumentalbildung zum griechischen »skállein«, zu Deutsch »hacken« oder »graben«, sein könnte. In diesem Fall müsste es zu einer Bedeutungsübertragung gekommen sein, und zwar von »Schaufelblatt« zu »Schulterblatt«.

Dass wir etwas auf die »leichte Schulter« nehmen, hat sich offenbar aus einer kreativen Übersetzung entwickelt. In *Essigs Essenzen* beschreibt Rolf-Bernhard Essig die Herkunft dieser Redewendung sehr anschaulich: »In den Satiren des Horaz, Sermon III, Vers 172 findet sich die Formulierung ›ferre sinu laxo‹, was so viel heißt wie ›leicht/nachlässig im Bausch der Toga tragen‹. Es geht dabei um Kinderspielzeug, Murmeln und Würfel, und die Falten der römischen Oberbekleidung. Die nutzte man als eine Art Tasche, die freilich in guter Hut gehalten werden sollte. Die horazische Formel für die nachlässige Art, etwas zu tragen, wurde jedenfalls in der lateinischen Form beliebt. Allerdings ist ›sinus‹ ein schillernder Begriff und auch ›laxus‹ – von uns direkt als ›lax‹ übernommen – hat viele Bedeutungen, so dass der ursprüngliche Zusammenhang in den Hintergrund geraten konnte. Unter dem Eindruck der lateinischen Konstruktion und im Zusammenhang mit unserem ›schultern‹ kam es dann zu der neuen Redewendung ›etwas auf die leichte Schulter nehmen‹, obwohl es in korrektem Deutsch ›etwas leicht auf die Schulter nehmen‹ heißen müsste.«[61]

Heutzutage wird der Ausspruch jedoch darauf zurückgeführt, dass unsere Schultern ungleich stark sind – bei Linkshändern wie mir wäre die rechte schwächer – und diese schwächere Seite eben nur leichtere Lasten tragen kann.

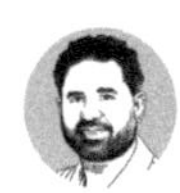

Also würden wir im Umkehrschluss etwas »schwer auf die Schulter nehmen«, wenn wir beispielsweise die Personalverantwortung wie im Falle ihres Cousins als Belastung empfinden. Aus meiner Sicht spielen hier sowohl ergonomische Faktoren als auch das vegetative Nervensystem eine Rolle. Unser Schultergelenk ist aufgrund seiner Form als Kugelgelenk eigentlich das beweglichste Gelenk in unserem Körper.

Ich nehme an, dass Ihr Cousin einer sitzenden Bürotätigkeit nachgeht und die meiste Zeit seines Arbeitstages vor dem Bildschirm eines Computers verbringt. Wir sitzen ja meistens eher krumm am Schreibtisch. Dabei fallen unsere Schultern nach vorne und wir strecken automatisch Hals und Kopf in Richtung Bildschirm als wären wir alle kurzsichtig. Dann ziehen wir auch noch die Schultern nach oben, häufig jedoch, ohne es zu merken. Diese Fehlhaltungen führen zu nachhaltigen Veränderungen in der Muskulatur und im Skelettsystem, denn steter Tropfen höhlt auch hier den Stein. Dass es den meisten von uns darüber hinaus an Bewegung mangelt, erwähne ich hier nur pro forma, denn das wissen wir ja eigentlich alle. So weit zur rein physischen Seite der Medaille.

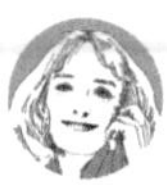

Wenn ich es recht bedenke, sind wir schon alle ziemlich unvernünftig, wenn wir unseren Körper Tag für Tag malträtieren, obwohl wir eigentlich wissen, wie ungesund unser Verhalten ist und wie wir es besser machen könnten!

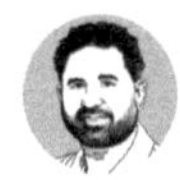

Vernünftiger wäre es jedenfalls, wenn wir die Signale beachten würden, die unser Körper uns sendet. In Fällen wie dem Ihres Cousins kommt oft hinzu, dass wir innerlich unter Dauerstress stehen. Dadurch werden ebenfalls insbesondere die Muskeln in Mitleidenschaft gezogen, die die Schulter halten, also Brustmuskulatur, Nackenmuskeln und die Muskeln des Schulterblatts. Wir ziehen bei Stress unbewusst die Schultern hoch und spannen die gesamte Schultermuskulatur an. Auch das ist eines dieser Signale unseres Körpers. Die Muskeln gehen durch den Einfluss des vegetativen Nervensystems in eine Art Verteidigungshaltung und ziehen sich zusammen. Allerdings kommt hier eben nicht nach einer Weile das Signal, dass die Gefahr gebannt ist und sich die Muskeln wieder entspannen können. Im Laufe der Zeit führt das dazu, dass die Muskulatur nicht mehr harmonisch zusammenarbeiten kann und die freie, fließende Beweglichkeit des Schultergelenks beeinträchtigt wird.

Am rein physischen Anteil der Ursachen kann man mit Osteopathie und physiotherapeutischen Übungen gut arbeiten, aber solange

die psychischen Stressoren nicht beseitigt werden, wird die Entlastung auch für Ihren Cousin wohl nicht von Dauer sein, wenn Sie mit Ihrer Vermutung richtig liegen.

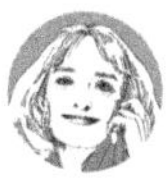

Vielleicht sollte Jonas mal versuchen, die Verantwortung im metaphorischen Sinn abzugeben. Prof. Hans-Jörg Schmid, Linguist an der Ludwig-Maximilians-Universität in München, untersucht mit seinem Team am Interdisziplinären Zentrum für kognitive Sprachforschung unter anderem, wie sprachliche Metaphern und unser Gehirn interagieren.[62] Das ist für mich berufsbedingt ohnehin ein sehr reizvolles Forschungsgebiet, aber eine Erkenntnis fand ich besonders beeindruckend: In neurobiologischen Untersuchungen konnte nachgewiesen werden, dass Gehirnareale, die wir aktivieren, wenn wir bestimmte Handlungen ausführen – wie beispielsweise etwas greifen oder übergeben –, auch dann aktiv werden, wenn wir lediglich die Wörter verwenden, die diese Handlungen oder die Körperteile bezeichnen. Das ist sogar dann der Fall, wenn diese Wörter metaphorisch gebraucht werden. Wenn wir also beispielsweise Verantwortung übergeben, kann man im Gehirnscan sehen, dass die Gehirnareale, die eigentlich für die Verarbeitung der rein körperlichen Motorik des Gebens verantwortlich sind, ebenfalls aktiviert werden.

Wenn Jonas also im übertragenen Sinne die Verantwortung abgibt, er ganz bewusst loslässt, könnte ihm das möglicherweise helfen, seine verspannte Schultermuskulatur etwas nachhaltiger zu lockern.

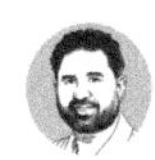

Das würde ich ihm jedenfalls sehr wünschen!

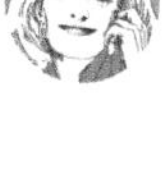

Sagen Sie mal, vor Ihrer Zeit in Bad Sobernheim waren Sie doch Chefarzt in einer Rehabilitationsklinik, in der verhaltensmedizinisch orientierte Rehamaßnahmen angeboten wurden, also ein orthopädisches Therapiekonzept mit psychologischen Komponenten wie psychologischen Gruppen- und Einzelgesprächen und dem Erlernen von Entspannungsverfahren und Stressbewältigungsstrategien. Für Patienten wie Jonas, die ihre Verantwortung als eine permanente Last auf ihren Schultern empfinden, muss diese Art von Reha doch perfekt sein, oder?

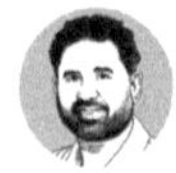

Aus meiner Sicht absolut! Wie sehr Patienten davon profitieren, hängt allerdings stark von dem jeweiligen Patienten selbst ab. Nicht jeder Patient ist in der Lage, ein solches Angebot optimal für sich zu nutzen. Aber eine ganz wichtige Sache zuerst: Viele Patienten wissen gar nicht, dass sie einen gesetzlichen Anspruch auf Rehabilitationsmaßnahmen haben. Das gilt – leider – nicht für jeden, aber doch für die meisten, daher lohnt es sich auf jeden Fall, sich in dieser Hinsicht zu erkundigen.

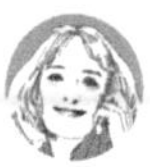

Gut zu wissen, das werde ich Jonas definitiv ans Herz legen, wenn ich ihn das nächste Mal treffe! Gibt es denn die eine oder andere Erfolgsgeschichte, die ich ihm als Motivation mit auf den Weg geben könnte?

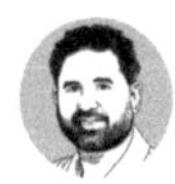

Da gibt es einige! Besonders lebhaft ist mir eine Patientin in Erinnerung geblieben, die wirklich enorm davon profitiert hat. Sie hatte bei mir ihr Aufnahme- und ihr Abschlussgespräch, und der Wandel, den sie im Laufe ihres vierwöchigen Aufenthalts bei uns erlebt hat, war beeindruckend. Sie stand extrem unter Anspannung, als sie bei uns ankam, und hatte massive Schmerzen im Bereich der Hals- und Lendenwirbelsäule. Das Urteil ihres Orthopäden lautete allerdings wie so oft: »Da ist nichts.« Was er meinte, war: Rein mechanisch ist alles in Ordnung. Doch da die Patientin im Alltag unter einer immensen Dauerbelastung litt, war ihr Level an Stresshormonen und in der Folge auch ihr Muskeltonus so hoch, dass keinerlei Behandlungen bisher eine Wirkung gezeigt hatten. Physiotherapie, Osteopathie, Massagen, manuelle Behandlungen, Wärme, Interferenzstrom ... sie hatte schon die komplette Bandbreite durch. Als wir sie aufgenommen haben, wirkte sie auf mich wie ein nervöses und angespanntes Häuflein Elend. Ich machte ihr Mut und erklärte ihr, welche Möglichkeiten sie im Rahmen der Therapie in der Klinik haben würde. Was ich immer wieder betont habe, war: »Nutzen Sie diese Zeit intensiv für sich selbst und machen Sie das, was Ihnen guttut.«

Nach den vier Wochen Rehabilitation hatte ich plötzlich eine deutlich veränderte Person vor mir: Sie war sehr viel ruhiger, schon ihre Stimme strahlte auf einmal eine gewisse Entspanntheit aus. »Ich habe etwa zwei Tage gebraucht, um hier in der Klinik anzukommen«, meinte sie, »aber erst nach etwa einer Woche bin ich auch bei mir angekommen. So lange habe ich gebraucht, um zu verstehen, dass die Zeit zwischen den Anwendungen keine Wartezeit ist, sondern Zeit für mich.«

Da wir viele Patienten haben, die nach vier Wochen unsere Klinik gänzlich ohne diese Einsicht wieder verlassen, fand ich diese Erkenntnis sehr beeindruckend. Als ich ihr genau das sagte, lächelte sie: »Die tun mir leid. Sie vertun damit eine der besten Chancen ihres Lebens.«

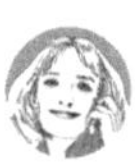

Das klingt wirklich super. Was haben Sie in den vier Wochen denn mit dieser Patientin angestellt, dass sie so sehr davon profitieren konnte?

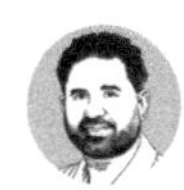

Die Patientin hatte sich während ihrer Zeit bei uns vor allem auf unsere Entspannungsverfahren wie Yoga, Qi-Gong, Atemtherapie, progressive Muskelentspannung etc. konzentriert, bei den sportlichen Aktivitäten viele Dehn- und Mobilisationsübungen gelernt und vor allem ihre freie Zeit genutzt, um in der Natur zu sein, die Stille zu genießen und zu meditieren. Sie erzählte mir im Abschlussgespräch, was sie davon in ihren Alltag integrieren wollte – »Mir einsame Inseln mitten in der Großstadt schaffen«, nannte sie das.

Ein Schlüssel dazu, dass sie so sehr von der Reha profitieren konnte, war sicherlich ihre Dankbarkeit, die während unseres Gesprächs fast schon greifbar war. »Viele meiner Mitpatienten hatten ständig etwas zu meckern. Da passte hier ein Termin nicht so richtig in den Plan, da war dort etwas zu anstrengend ... Ich bin einfach nur froh und dankbar, dass ich diese Reha machen durfte, und habe sie so weit es ging nach meinen Vorstellungen gestaltet. Diese Möglichkeit hat doch jeder! Ich verstehe nicht, warum so viele das nicht nutzen. Warum soll ich mich auf das konzentrieren, was vielleicht nicht ganz so optimal ist, wenn es doch sooo viele Dinge gibt, die mir guttun?«

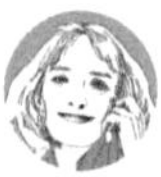

Eine bewundernswerte Einstellung. Damit wären wir wieder beim Thema: Es läuft nicht immer alles so, wie ich es gerne hätte. Aber ich habe immer und in jeder Situation die Wahl, wie ich damit umgehe. Mit einer positiven Einstellung profitiere ich von einer solchen Reha eben auch deutlich mehr, als wenn ich mich nur darauf fokussiere, wo etwas nicht funktioniert.

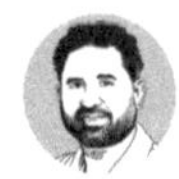

Das ist bei einer Reha eben nicht anders als im Alltag. Unsere Patientin erzählte mir: »Ich habe gelernt, wieder tief durchzuatmen, fühle mich viel freier. Meine Stimme ist tiefer geworden, weil meine Halsmuskulatur entspannter ist. Meine Schmerzen sind nicht komplett verschwunden, aber das hatte ich auch nicht erwartet. Mir war von Anfang an klar, dass diese vier Wochen nur der Anfang sein können. Aber ich habe etwas ganz Wichtiges erfahren dürfen: Es ist eine Sache, wenn man weiß, dass man angespannt ist und permanent unter Druck steht. Aber am eigenen Körper zu spüren, wie es ist, wenn diese Dauerspannung endlich einmal nachlässt, ist noch mal eine ganz andere Hausnummer. Erst hier in der Reha wurde mir wirklich bewusst, wie hoch die Belastungen waren, die ich meinem Körper zugemutet habe – und es ist ja nicht so, als hätte ich zentnerweise Gewichte mit mir rumgeschleppt. Und trotzdem habe ich jetzt das Gefühl, als wäre ich genau diese Lasten losgeworden. Zu spüren, wie die Muskulatur am Anfang ein einziges Brett war und nach und nach wieder einzelne Muskeln fühlbar wurden, und zu merken, was wirkliche Entspannung ist ... ich hätte nicht gedacht, dass ich das schon in dieser kurzen Zeit erleben würde. Umso glücklicher bin ich darüber! Und umso mehr ist mir bewusst geworden, wie wichtig es mir ist, es in Zukunft erst gar nicht mehr so weit kommen zu lassen. Da wird mir meine Psychotherapeutin sicherlich eine große Hilfe sein. Und wenn doch mal wieder etwas sein sollte ... dann komme ich gerne wieder in Ihre Klinik!«

Ganz ehrlich – an diesem Tag habe ich mit einem sehr guten Gefühl Feierabend gemacht.

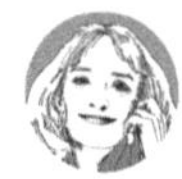

Das kann ich sehr gut verstehen! Wenn man Menschen helfen kann, ist das einfach auch für einen selbst ein großes Geschenk. Vielleicht kann ich Jonas ja ebenfalls ein wenig helfen, wenn ich ihm von diesen tollen Erfahrungen berichte. Ich wünsche ihm jedenfalls sehr, dass er für sich den richtigen Weg findet und wieder **aufrecht durchs Leben gehen** kann!

Kapitel 19

Neulich in der Praxis: Warum sagt man eigentlich … es bricht mir das Herz?

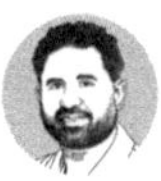

Frau Kohlmann, Sie wollten mir doch noch von einer Begegnung erzählen, in der es um ein **gebrochenes Herz** ging. Dann schießen Sie mal los!

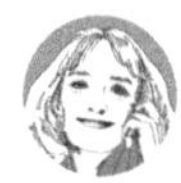

Vor einer Weile habe ich meine Freundin besucht und ich freute mich auf die Zugfahrt in meinen Kurzurlaub. Neben mir im Abteil saß eine junge Mutter, die gedankenverloren ihrer kleinen Tochter beim Spielen zuschaute. Die Zugbegleiterin musste sie ein paar Mal ansprechen, als sie unsere Fahrkarten kontrollierte. Die junge Frau schrak hoch und entschuldigte sich mehrfach, es war ihr sichtlich unangenehm. Als die Zugbegleiterin sich zufrieden den nächsten Passagieren zuwandte, sagte ich: »Keine Sorge, das sind Zugbegleiter gewöhnt. Ist mir auch schon so gegangen.« Die junge Frau lächelte mich traurig an: »Danke. Ich bin Jenny.« Wir kamen ins Gespräch und irgendwann erzählte sie mir mit Tränen in den Augen von dem Grund ihrer Reise. Jenny hatte kurz hintereinander beide Elternteile verloren, die sie sehr geliebt hatte. An diesem Tag war sie mit ihrer Tochter auf dem weiten und schweren Weg zur Beerdigung ihrer Mutter. Ihre Geschichte hat mich sehr berührt.

Jennys Eltern waren beide in der zweiten Siebzigerhälfte. Er gesund und passionierter Angler, sie leicht gehbehindert und leidenschaftliche Klarinettenspielerin. Irgendwann musste er sich allerdings einer Hüftoperation unterziehen, von der er sich nicht wieder erholte. Er kam nicht wieder auf die Beine, kämpfte mit Thrombosen und Embolien. Eine Komplikation führte zur nächsten und schließlich verstarb er. Seine Frau, die eigentlich zeitlebens die kränkere von beiden war, konnte nicht fassen, dass er es nun war, der für immer eingeschlafen war. Mit dem Schmerz des Verlusts nahmen auch die Schmerzen in ihren Beinen zu. Ihre Gehbehinderung verstärkte sich und sie zog sich völlig zurück. Ihr Haus verließ sie gar nicht mehr.

Eine befreundete Nachbarin von Jennys Eltern kümmerte sich um ihre Mutter, spendete Trost und half ihr, wo sie nur konnte, da Jenny selbst zu weit entfernt wohnte. Doch ein paar Wochen nach dem Tod ihres Vaters fand die Nachbarin eines Morgens Jennys Mutter leblos auf – sie war in der Nacht zuvor ebenfalls verstorben. »Sie starb an einem gebrochenen Herzen«, sagte Jenny.

Das hat mich nachdenklich gestimmt. Man kennt diese Redewendung natürlich, und jeder, der schon mal echten Liebeskummer hatte, weiß, wie furchtbar sich das anfühlt. Man hat in solch einer Situation ja tatsächlich den Eindruck, dass es einem das Herz zerreißt. Nicht umsonst wurde Liebeskummer früher auch »Herzeleid« genannt. Aber kann das denn sein, kann unser Herz wirklich brechen?

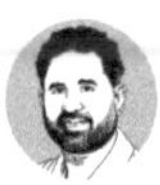

Man kann an einem »gebrochenen Herzen« tatsächlich sterben, das stimmt schon. Auch wenn das Herz nicht im wortwörtlichen Sinne bricht, spricht man dennoch vom Broken-Heart-Syndrom, in der Fachsprache auch Tako-Tsubo-Kardiomyopathie genannt. Ihren Namen verdankt sie der Form der traditionellen blumenvasenähnlichen japanischen Tintenfischfalle »Tako-Tsubo«.[63]

Die Symptome ähneln denen eines Herzinfarktes, weshalb die beiden Krankheitsbilder auch auf den ersten Blick nicht so leicht zu unterscheiden sind. Allerdings gibt es beim Broken-Heart-Syndrom keine verstopften Herzkranzgefäße, sondern eine bauchartig erweiterte Herzkammer. Ausgelöst wird eine solche Erweiterung im Wesentlichen durch eine Überdosis Stresshormone, wie sie bei Trennungsschmerz, Trauer oder sonstigen traumatischen Erlebnissen ausgeschüttet werden. Die Tatsache, dass ältere Frauen davon deutlich häufiger betroffen sind als Männer, bedeutet übrigens nicht, dass Männer generell die Herzensbrecher sind, sondern spricht eher dafür, dass der Östrogenspiegel bei Frauen nach der Menopause, also den Wechseljahren, deutlich absinkt und das Herz dadurch anfälliger für Stresshormone wie Adrenalin wird. Wird Tako-Tsubo-Kardiomyopathie nicht innerhalb weniger Stunden behandelt, kann es zu Herzrhythmusstörungen kommen, die im schlimmsten Fall tödlich enden können. Das könnte auch bei Jennys Mutter der Fall gewesen sein.

Die gute Nachricht ist aber, dass diese Veränderungen reversibel sind, sie sich also wieder zurückbilden können, wenn die akute Gefahr erst mal erkannt und gebannt ist. Das bedeutet: Unser Herz kann sich von diesem »Morbus Herzeleid« wieder vollständig erholen – vorausgesetzt, wir kommen psychisch auch wirklich über den erlittenen Verlust hinweg. Solch ein emotionales Trauma ist oftmals nur mit der Hilfe von Therapeuten zu bewältigen.

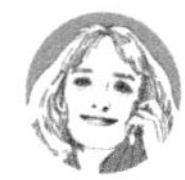

Beim Thema Liebe stehen also Psyche und Herz in einem sehr unmittelbaren und engen Zusammenhang, das finde ich einleuchtend. Aber es sind ja auch andere Körperteile betroffen. Ich würde jedenfalls davon ausgehen, dass wir doch alle schon einmal »**Schmetterlinge im Bauch**« hatten oder »**bis über beide Ohren**« verliebt waren.

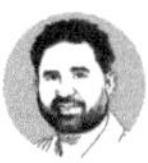

Wo haben diese beiden Ausdrücke eigentlich ihren Ursprung, wissen Sie das?

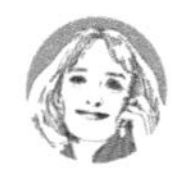

So spontan leider nicht, aber das werde ich mal rausfinden …

Kapitel 20
Wenn wir uns durchbeißen müssen oder … warum wir dem Leben öfter die Zähne zeigen sollten

Jeder Tag, an dem du nicht lächelst, ist ein verlorener Tag.[64]

Charlie Chaplin

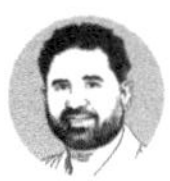

Seit einer Weile kommt in recht regelmäßigen Abständen eine Patientin mit Kopf- und Nackenschmerzen, Hüftbeschwerden und Ohrgeräuschen in meine Praxis. Frau Dr. Fischer hat in Physik promoviert und sich für eine berufliche Laufbahn in der Halbleiterindustrie entschieden. Die Mittvierzigerin ist groß, sportlich und legt großen Wert auf ein gepflegtes Erscheinungsbild: die Kleidung nicht übertrieben durchgestylt, aber durchaus elegant, die kastanienbraunen Haare pragmatisch zu einem Dutt zusammengebunden. Wenn sie zur Tür hereinkommt, bringt sie eine ganze Menge Energie mit. Sie wirkt freundlich und offen. Trotzdem ist mir gleich zu Beginn aufgefallen, dass sie nur selten lächelt.

Dass sie gleich mehrere körperliche »Baustellen« hat, stellte sich erst im Laufe der Zeit heraus, denn ursprünglich kam sie lediglich wegen ihrer Nacken- und damit verbundenen Kopfschmerzen zu mir. Als wir uns im ersten Anamnesegespräch über ihre Beschwerden unterhielten, hatte ich den Eindruck, dass sie ihre Schmerzen nicht so richtig ernst nahm und die Beschwerden für sie eher eine Art leidige Angelegenheit waren: »Eine gute Freundin hat Sie mir empfohlen, da Sie bei Ihrem Behandlungsansatz Orthopädie und Osteopathie miteinander verbinden und sie selbst damit schon gute Erfahrungen gemacht hat. Meine bisherigen Arztbesuche haben mich nicht weitergebracht – ich hoffe also, dass Sie mir helfen können, diese lästigen Nackenschmerzen endlich loszuwerden, damit ich wieder richtig Gas geben kann.«

Wie sich herausstellte, war es aber auch bei Frau Dr. Fischer leider nicht ganz so einfach. Ich untersuchte sie, konnte aber aus orthopädischer Sicht keine mechanische Einschränkung feststellen. Auch wenn das natürlich aus der medizinischen Perspektive ein gutes Zeichen war, bedeutete es für mich auch, dass hier etwas mehr Detektivarbeit gefragt war.

Während der folgenden Behandlungen in den Wochen nach ihrem ersten Besuch bei mir unterhielten wir uns recht angeregt. Frau Dr. Fischer erzählte mir, dass sie aus einfachen Verhältnissen stammte. »Ich war die Erste und Einzige in der Familie, die Abitur gemacht und studiert hat«, fügte sie hinzu, und an dieser Stelle konnte ich an ihrer Stimme hören, dass sie stolz darauf war, was sie erreicht hatte. »Ich wollte es immer allen zeigen, wollte allen beweisen, dass ich es schaffe. Ich wusste immer, was ich will, und habe auf dieses Ziel **verbissen** hingearbeitet.« In ihrem früheren Unternehmen legte sie eine beeindruckende Karriere hin, bis sie schließlich eine recht hohe Position innehatte. Als sie der Liebe wegen in eine andere Stadt zog, wollte sie sich natürlich auch dort beruflich weiterentwickeln. Einfach war die Jobsuche nicht, aber schließlich fand sie eine Stelle, die gut zu passen schien. »Da musste ich zwar nicht ganz von vorne anfangen, aber es war schon hart. Als Frau in einer doch noch sehr von Männern dominierten Industrie muss man sich **durchbeißen**, wenn man sich Respekt und Anerkennung verdienen will.«

Durchbeißen musste sie sich später auch privat, denn ihre Beziehung, wegen der sie ihren früheren Job aufgegeben hatte, ging in die Brüche. In ihre alte Heimat zurückkehren wollte sie danach jedoch nicht: »Wegen der Mädchen.« Es kam für sie nicht in Frage, ihre beiden Töchter aus deren schulischem Umfeld und Freundeskreis zu reißen.

Frau Dr. Fischer ist heute alleinerziehend, arbeitet in Vollzeit – wenn man ihre ganzen Überstunden nicht mitrechnet – und hat in ihrem Unternehmen gerade ein neues Aufgabengebiet übertragen bekommen, an dem sie leider wenig Freude hat. »Aus betrieblichen Gründen war es am sinnvollsten, dass ich die Position übernahm. Es gab zwar

einige männliche Mitbewerber, die der Ansicht waren, dass dieser Job eigentlich ihr Job sein sollte, aber meine Qualifikationen passten einfach besser zu den Anforderungen.
Also muss ich wohl jetzt die **Zähne zusammenbeißen** und durchhalten, wenn ich denen zeigen will, dass ich diesen Anforderungen auch wirklich gerecht werden kann.«

Die Zähne zusammenbeißen
Müssen wir bei einer Arbeit die Zähne zusammenbeißen, handelt es sich meist um eine unliebsame oder sehr anstrengende Aufgabe. Auch wenn wir heldenhaft Schmerzen erdulden, beißen wir Zähne zusammen. In dieser Bedeutung ist die Redewendung seit dem 16. Jahrhundert gebräuchlich und sie ist heutzutage aktueller denn je – das weiß jeder, der mit einer Schiene gegen nächtliches Zähneknirschen ausgestattet ist.

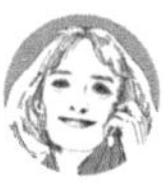

Ganz ehrlich: Meinen Respekt und meine Anerkennung hat Frau Dr. Fischer! Als alleinerziehende Mutter in Vollzeit zu arbeiten – allein das stelle ich mir schon sehr anstrengend vor. Wenn sie sich dann auch noch Tag für Tag in einer Männerdomäne durchsetzen muss, damit sie ernst genommen wird, muss das wahnsinnig viel Kraft kosten. Es ist mir unbegreiflich, dass dieses veraltete Rollenbild trotz aller Gleichstellungsbestrebungen und der ganzen Gender-Thematik heutzutage immer noch so stark in den Köpfen der betrieblichen Führungsriegen verankert ist. Bis zu einer ehrlichen Gleichberechtigung, die nicht nur auf dem Papier stattfindet, haben wir offenbar noch einen ziemlich langen Weg vor uns.

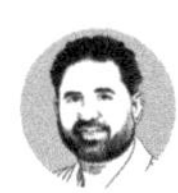

Das haben wir. Und das hat Frau Dr. Fischer wohl auch. Ihre Wortwahl, als sie mir von ihrem beruflichen Werdegang und ihrer aktuellen Situation erzählt hat, brachte mich schon auf den Verdacht, dass es bei ihr wahrscheinlich nicht nur um Kopf- und Nackenschmerzen ging. Auf meine gezielten Nachfragen hin stellte sich heraus, dass sie vor allem beim Joggen zudem Schmerzen an der Hüfte hatte. Irgendwann gab sie mir gegenüber schließlich auch zu, dass sie immer wieder an Ohrgeräuschen litt, insbesondere in sehr stressigen Phasen im

Job. Für mich passten diese Symptome recht gut zusammen, obwohl man als Patient hier wohl erst mal keine Verbindung vermuten würde, oder?

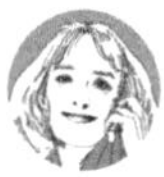

Nein, auf den ersten Blick wirken die Symptome eher voneinander unabhängig. Allerdings ist mir tatsächlich unter anderem aufgrund der Wortwahl Ihrer Patientin auch ein Verdacht gekommen. Schläft sie zufällig auch schlecht und ist morgens oft gerädert?

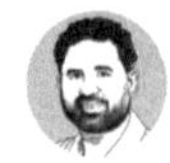

Das erwähnte Frau Dr. Fischer ebenfalls, tat es aber als typische Stressreaktion ab. Was ist denn Ihr Verdacht?

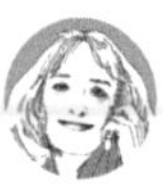

Da ich selbst mit nächtlichem Zähneknirschen beziehungsweise Bruxismus geschlagen bin und darüber schon einiges gelesen und dagegen unternommen habe, würde ich bei Frau Dr. Fischer vielleicht auf eine CMD-Problematik tippen. Die Symptome würden jedenfalls zu dem passen, was ich als betroffener Laie darüber weiß. Und die Schilderungen Ihrer Patientin, dass sie **verbissen für ihre Ziele gearbeitet** hat und sich **im Beruf durchbeißen** oder **die Zähne zusammenbeißen** muss, sprechen aus meiner sprachaffinen Sicht ganze Bände.

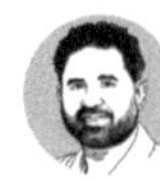

Genau da liegt bei Frau Dr. Fischer tatsächlich das Problem. Bestätigt hat sich das für mich letzten Endes, als sie während einer meiner Behandlungen so zur Ruhe kommen konnte, dass sie mehrfach gegähnt hat. Die knackenden Geräusche in ihrem Kiefer höre ich heute noch ...

Frau Dr. Fischer war an dieser Stelle gleich mehrfach erstaunt: einerseits darüber, dass sie tatsächlich mal entspannen konnte, und andererseits auch darüber, dass ihre Kiefermuskulatur der Auslöser für ihre Beschwerden sein sollte.

Wobei eine CMD oder Craniomandibuläre Dysfunktion – wenn man selbst betroffen ist, merkt man sich sogar solche medizinischen Wortungetüme, habe ich festgestellt – laut meinem Zahnarzt in der

Bevölkerung sehr weit verbreitet ist. Da ist Ihre Patientin also in bester Gesellschaft. Und die Ursache dahinter ist, wie so oft, Stress.

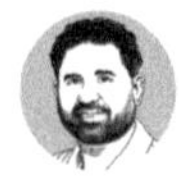

Stress ist in der Tat eine der häufigsten Ursachen. Aber auch eine zugrunde liegende Angst, zu versagen oder nicht mithalten zu können, ist für die CMD recht typisch. »Craniomandibulär« leitet sich übrigens von den lateinischen Wörtern »Cranium« (Schädel) und »Mandibula« (Kiefer) ab. Die CMD ist also eine Funktionsstörung der Kiefer- und Gesichtsmuskulatur. Dass es zu ernst zu nehmenden Problemen führen kann, wenn wir uns wortwörtlich in eine Sache »verbeißen«, ist gar nicht so abwegig, wenn wir uns diese Muskulatur einmal genauer anschauen. Der Masseter, unser großer Kaumuskel, ist, im Verhältnis zu seiner Größe, schließlich unser stärkster Muskel. Die Hälfte unserer Kauleistung übernimmt er, für den Rest sind die übrigen Muskeln wie der Temporalis, also unser Schläfenmuskel, und die tiefen Kaumuskeln zuständig. Wenn wir beim Essen unsere Nahrung zerkleinern, wirkt eine Kraft von bis zu 100 Kilogramm auf unsere Zähne und den Kiefer – bei nächtlichem Zähneknirschen sogar das Vier- bis Fünffache.

Die Beschwerden, die eine Funktionsstörung in diesem Bereich auslösen kann, sind vielfältig, wie Dr. med. Heidrun Weinert, Expertin auf dem Gebiet der ganzheitlichen Zahnmedizin und CMD, im Experteninterview mit Dr. Torsten Pfitzer schildert: Beschwerden an der Kau- und Gesichtsmuskulatur, Zahnschmerzen sowie Kopf- und Nackenschmerzen mögen ja noch recht naheliegend sein, aber es kann auch zu Schulter- und Wirbelsäulenbeschwerden, Ohrgeräuschen, Tinnitus und Schwindel kommen. Bekannt sind auch Taubheitsgefühle in den Armen und Beinen, Schnarchen und Schlafstörungen sowie psychische Störungen aufgrund der CMD.[6]

Teilweise lässt sich der Zusammenhang zwischen diesen Beschwerden dadurch erklären, dass in der Osteopathie Kiefergelenk, Schultergelenk und Hüftgelenk als Einheit gelten. Ist eine dieser Körperachsen gestört, reagieren in aller Regel auch die anderen. Deswegen werden bei Kiefergelenksstörungen häufig auch die Schultern und die Hüfte in Mitleidenschaft gezogen. Und wenn der Körper merkt, dass er an irgendeiner Stelle aus der Balance gerät, versucht er, das an anderer Stelle auszugleichen. Dadurch kommt es zu Fehlstellungen oder Fehlhaltungen, aus denen unter anderem ein Beckenschiefstand oder eine Skoliose resultieren können. Und nicht zuletzt: Wenn uns der Kiefer auf die Nerven geht, genauer gesagt auf den Vagusnerv, kann das auch zu Verdauungsstörungen führen.

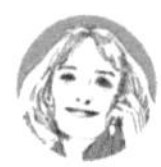

Bei einigen Punkten in dieser Auflistung habe ich mich wiedergefunden, aber zum Glück nicht bei allen. Es ist erstaunlich, wofür eine CMD verantwortlich sein kann.

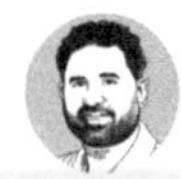

Und dann ist da noch die psychische Komponente. Wobei die CMD hier sowohl die Folge von psychischen Belastungen sein kann, gerade wenn wir uns in schwierigen oder stressigen Situationen durchbeißen müssen, als auch die Ursache. Denn wenn die CMD gleich mehrere der genannten körperlichen Probleme auslöst, ist es kein Wunder, wenn auch die Psyche darunter leidet.

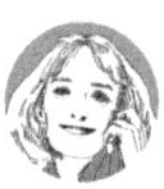

Zumal zwischen Ober- und Unterkiefer schon allein aufgrund der Art und Weise, wie sie in unserem Körper verbaut sind, ein Spannungsverhältnis besteht: Der Oberkiefer ist fest in unserem Schädel verankert und dadurch starr. Der Unterkiefer ist durch Gelenk und Muskulatur mit dem Schädel verbunden. Dass wir im Kiefergelenk auf beiden Seiten je einen Diskus haben, hat mich überrascht, das wusste ich bis vor Kurzem gar nicht. Durch diese Bauweise bekommt der Unterkiefer dementsprechend seine Bewegungsfreiheit. Symbolisch betrachtet haben wir hier also zwei Gegensätze: den starren Oberkiefer und den beweglichen Unterkiefer. Wie Yin und Yang bilden sie jedoch eine Einheit – der eine kann ohne den anderen nicht funktionieren.

Bei Frau Dr. Fischer könnte das bedeuten, dass sie mit aller Macht versucht, sich aus ihrer starren Vergangenheit und den Restriktionen ihrer einfachen Herkunft zu befreien und ihren eigenen Weg zum Erfolg zu gehen. Dass sie in ihrem beruflichen Umfeld jeden Tag die

Zähne zusammenbeißen muss, um durchzuhalten, kommt da wohl noch erschwerend hinzu.

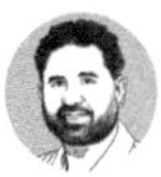

Ich habe Frau Dr. Fischer an einen Spezialisten für CMD verwiesen. Die Experten auf diesem Gebiet arbeiten in aller Regel mit ganzheitlichen Ansätzen, daher hoffe ich, dass sie mit einer guten CMD-Behandlung recht bald eine Verbesserung spüren wird. Natürlich werde ich sie auch weiterhin osteopathisch unterstützen.

Allerdings wird sie wohl auch an ihrer innerlichen Verbissenheit arbeiten müssen. Ich konnte bei ihr spüren, dass sie Angst hat, zu versagen und ihrem eigenen Anspruch an sich nicht gerecht werden zu können. Sie gönnt sich keine Pausen und steht immer unter Spannung. Wenn das so bleibt, wird sie keine nachhaltige Entlastung in ihrer Kiefermuskulatur erzielen können.

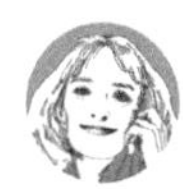

Ein etwas achtsamerer Umgang mit sich selbst wäre für Ihre Patientin sicherlich wohltuend. Womöglich wäre es schon ein erster Schritt, wenn sie es schaffen würde, in sich hineinzuhören und ihre Ängste bewusst wahrzunehmen. Ich finde es bewundernswert, was sie schon alles erreicht hat – und damit bin ich sicherlich nicht die Einzige. Aber letztlich muss in erster Linie sie selbst das anerkennen können. Ich glaube, dass sie sich wirklich klar machen sollte, was sie bisher geschafft hat, damit sie ihren eigenen Anspruch, sich pausenlos durchbeißen zu müssen, etwas herunterfahren kann. Vermutlich ist ihr gar nicht bewusst, dass diese Angst zu versagen und ihre enorm hohen Erwartungen an sich selbst die Ursache für ihre Beschwerden sind. Ob sie wohl schon mal von dem Impostor-Phänomen gehört hat?

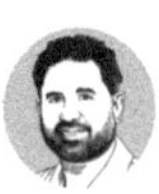

Das werde ich sie mal fragen. Meistens sind es in der Tat Menschen, die aus einem eher bildungsfernen Elternhaus kommen und eine akademische Laufbahn einschlagen, bei denen das Impostor-Syndrom, also die Selbstwahrnehmung als Hochstapler, so stark ausgeprägt ist. Diese Menschen leiden an starken Selbstzweifeln. Sie können das Gefühl nicht ablegen, dass sie gar nicht an die Stelle gehören, an der sie sind, sondern eben einfach nur Glück hatten. Sie haben permanent

Angst, im nächsten Moment »entlarvt« zu werden. Dabei arbeiten gerade diese Menschen meistens besonders hart – sie haben sich ihren Erfolg also redlich verdient![65]

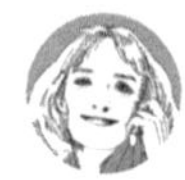

An der einen oder anderen Stelle in meinem Leben hatte ich auch schon das Gefühl, dass es eher eine glückliche Fügung als meine eigene Leistung war, die mich dorthin gebracht hat, wo ich in dem Moment war. Es ist nicht immer einfach, seine eigene Leistung wertzuschätzen! Während wir unseren besten Freund loben und weiter bestärken würden, sprechen wir uns selbst ab, was wir können. Wir neigen dazu, Lob als Heuchelei zu empfinden, und in Kritik sehen wir uns bestätigt. Deswegen machen Erfolgserlebnisse Menschen mit einem Hochstapler-Selbstkonzept auch nicht gelassener. Im Gegenteil: Je mehr die Betroffenen erreichen, desto mehr Angst haben sie, zu versagen.

Ich könnte mir vorstellen, dass Ihre Patientin unter einer ähnlichen Angst leidet, wenn ihre Ansprüche an sich selbst dermaßen hoch sind und sie sich so verbissen ihre Erfolge erkämpft.

Sich als Patient über diese Dinge bewusst zu werden, ist gar nicht so einfach. Vielleicht wäre es hilfreich, wenn wir uns hierfür selbst etwas **auf den Zahn fühlen** würden – im positiven Sinne natürlich. Wenn wir uns gezielt überlegen, mit welchen Worten wir unserem besten Freund von unseren Beschwerden erzählen würden, fällt uns möglicherweise schon selbst etwas an unserer Wortwahl auf. Das wäre vielleicht ein guter Ausgangspunkt, um weiterzuforschen und zu hinterfragen, welche

Jemandem auf den Zahn fühlen

Auf mittelalterlichen Märkten wurde Pferden vor dem Kauf auf den Zahn gefühlt, um Alter und Qualität der Tiere anhand des Zustands ihrer Zähne zu beurteilen. Auch in der Zahnmedizin spielt das Beklopfen der Zähne eine nicht unerhebliche Rolle, um herauszufinden, welcher Zahn der schmerzende Übeltäter ist. Doch es dürfte unbestritten sein, dass es nicht gerade die angenehmste Art der Prüfung ist – weder für Pferde noch für menschliche Patienten.

Empfindungen hinter den Aussagen stecken, mit denen wir unsere Beschwerden beschreiben würden. Dadurch könnten wir vermutlich selbst schon eine ganze Menge über unsere Schmerzen und auch über uns selbst erfahren. Aber dazu braucht man wohl genau die Pausen und Ruhephasen, die Ihre Patientin sich nicht gönnen will oder nicht gönnen kann.

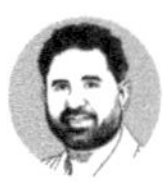

Dabei sind diese Entspannungsphasen so immens wichtig für uns! Schließlich sind sie für unseren Körper wie die Wartung beim Auto: In mehr oder weniger regelmäßigen Abständen bringen wir unser Fahrzeug in die Werkstatt. Die Keil- und Zahnriemen werden ausgetauscht, Öl und Filter gewechselt, die Lichtanlage gecheckt und Kühlwasser nachgefüllt. Legen wir mit unserem Auto diesen Boxenstopp nicht ein, wird es früher oder später zu Verschleiß kommen. Für unseren Körper heißt das: Wenn wir uns nicht die Zeit nehmen, dann und wann innezuhalten, innerlich herunterzufahren und ganz bewusst für Pausen zu sorgen, kommt es ebenfalls zu einem Verschleiß, oder auf medizinisch: zu degenerativen Veränderungen. Hier hat unser Körper dem Auto gegenüber allerdings einen entscheidenden Vorteil: Geben wir ihm genügend Zeit und Gelegenheit für Ruhephasen, ist er in der Lage, sich bis zu einem gewissen Grad selbst zu heilen – unser Auto kann das nicht.

Da Frau Dr. Fischer ihr Auto liebt, wie sie mir einmal erzählt hat, hoffe ich, dass sie sich meinen augenzwinkernden Vergleich zu Herzen nimmt. Es wäre schön, wenn sie innerlich zu etwas mehr Ruhe und Gelassenheit finden würde.

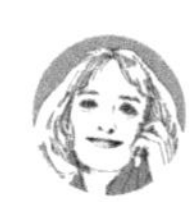

Was ich aus eigener Erfahrung sagen kann: Den Auslöser, die wahre Ursache für den Stress, den unser Körper empfindet, erkennen wir nur, wenn wir die Möglichkeit haben, dem Stress, dem wir uns ausgesetzt fühlen, für eine Weile zu entkommen und unserem Alltag den Rücken zu kehren. Denn nur dann haben wir die Chance, ganz bei uns selbst zu sein. Genau deswegen ist es so wichtig, dass wir uns diese Auszeit nehmen. Man meint immer, man könnte die Familie oder die Kollegen nicht so lange im Stich lassen. Wenn man sich aber dann dazu durchringt und es doch tut, stellt man fest – es geht. Und zwar erstaunlich gut. Mir wurde jedenfalls irgendwann klar: Wenn ich unter der Last auf meinen Schultern irgendwann völlig zusammenbreche, hilft das niemandem. Am wenigsten mir selbst.

Wie hoch mein eigenes, permanentes Stresslevel war, habe ich erst so richtig gespürt, als ich mir eine solche Auszeit genommen habe. Die kleinen Entspannungsübungen zwischendurch konnten meine Daueranspannung irgendwann nicht mehr lösen.

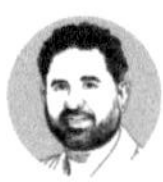

Das kann man sich wie bei einem EKG vorstellen: Unsere Stresskurve schlägt zwar munter weiterhin nach oben aus, aber sie erreicht die Grundlinie, die wirkliche Entspannung, nicht mehr. Unser Körper schüttet dauerhaft Stresshormone aus und dieses hohe Level an Stresshormonen sorgt dafür, dass sich beispielsweise unsere Muskelverspannungen hartnäckig halten, obwohl wir mit Entspannungsübungen und Massagen unser Bestes geben, um dagegen zu steuern.

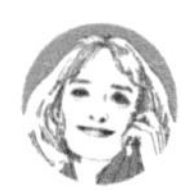

Ja, so in etwa fühlte sich das an. Erst als ich eine Weile aus meinem eigenen Alltag ausgebrochen bin und ich mich auf mich selbst eingelassen habe, habe ich auch wirklich zu mir gefunden. Nach meiner Erfahrung kann das durchaus mehrere Wochen dauern, aber vermutlich ist es, wie so vieles, für jeden Menschen anders. Eins dürfte aber für uns alle gleich sein: Wenn wir uns selbst helfen wollen, müssen wir bedingungslos ehrlich zu uns selbst sein und anerkennen können, wo es bei uns hakt.

Eine meiner Freundinnen bewundere ich sehr, denn sie hat durch eine solche Auszeit sogar ihre CMD in den Griff bekommen. Sie hat sich für zwei Monate aus dem Alltag zurückgezogen, unbezahlten Urlaub genommen und die Zeit im Wesentlichen mit sich und der Natur verbracht. Sie hat sich Unterstützung bei einer Psychologin gesucht und auf ihren vielen Wanderungen durch die Stille des Waldes und die Farbenpracht des bunten Herbstlaubs hat sie wieder gelernt, sich selbst zu spüren und wahrzunehmen, was ihr guttut. Mit viel Ruhe und viel Zeit wurde aus ihren Grübeleien wieder ein natürlicher Gedankenfluss und sie konnte so manche innere »Baustelle«

erkennen und beginnen, sich damit auseinanderzusetzen. Die Gedankenkarusselle, die sie vorher vor allem nachts gefangen gehalten hatten, lösten sich nach und nach auf und es gelang ihr mit Hilfe ihrer Psychologin, sich mit einer neu gewonnenen Gelassenheit mit den Hintergründen ihrer Probleme zu beschäftigen – und das nicht zähneknirschend in der Nacht, sondern tagsüber. Ihre Verbissenheit lockerte sich zusehends.

Natürlich ging auch das nicht von heute auf morgen und selbstverständlich gab und gibt es auch immer wieder Situationen, in denen ihre alten Verhaltensweisen wieder auftauchen. Das ist völlig normal. Aber sie hat Strategien erlernt, wie sie damit umgehen kann, und für sich Wege gefunden, mit denen sie verhindern kann, dass sie wieder in eine Abwärtsspirale gerät und nur noch die Zähne zusammenbeißt.

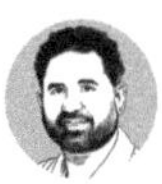

Das werde ich Frau Dr. Fischer definitiv beim nächsten Mal erzählen. Vielleicht würde sie sich ja auf eine Auszeit einlassen. Wenn sie lernen würde, weniger verbissen durchs Leben zu gehen, könnte sie vermutlich auch wieder öfter lächeln. Denn schließlich ist Lächeln ja die eleganteste Art, dem Leben die Zähne zu zeigen!

Kapitel 21

Neulich in der Praxis: Warum sagt man eigentlich … Schmetterlinge im Bauch haben?

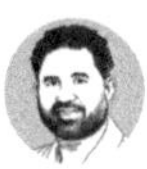

Und, was haben Ihre Recherchen zum Thema »**Schmetterlinge im Bauch**« und »**verliebt bis über beide Ohren**« ergeben? Ich bin neugierig!

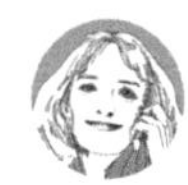

Zu Recht, denn die Herkunft dieser Ausdrücke ist wirklich faszinierend, wie ich finde. Die Redewendung »bis über beide Ohren« bedeutet so viel wie »tief in oder unter etwas« sein. Das Sinnbild leitet sich wohl ab von einem Ertrinkenden oder im Sumpf Versinkenden, der nicht mehr zu retten ist, weil das Wasser ihm schon »bis über die Ohren« und damit fast über den ganzen Kopf steht. Ursprünglich war die Bedeutung also eher negativ – und man kann ja auch durchaus heute noch bis über beide Ohren in der Arbeit stecken oder bis über beide Ohren verschuldet sein. In der positiv belegten Bedeutung des Verliebtseins findet man die Wendung ab circa 1700 in der Literatur, zum Beispiel in Werken von E. T. A. Hoffmann, Joseph von Eichendorff und Wilhelm Hauff.[66] Und wenn man sich diese Literatur so anschaut, möchte man sich am liebsten sofort wieder verlieben …

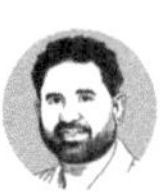

In der Tat, dann hat »bis über beide Ohren« gar nicht immer eine positive Bedeutung. Da gefällt mir der Zusammenhang mit dem Verliebtsein deutlich besser – und vermutlich bin ich damit nicht allein. Man braucht sich nur an die erste große Liebe zu erinnern, dann fühlt man sich gleich viel jünger!

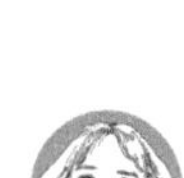

Oh ja, an meine erste große Liebe als Teenager kann ich mich auch noch lebhaft erinnern. Leider allerdings auch an den ersten Liebeskummer, der unweigerlich folgte … Aber herrlich aufregend ist das Gefühl des Verliebtseins trotzdem immer. Das Schöne ist, dass es keiner Altersbeschränkung unterliegt. Ich kann mich gut daran erinnern, dass sich der Opa meiner besten Freundin lange nach dem Tod seiner Frau im besten Alter von 85 Jahren noch einmal verliebt hat. Es war zu schön, wenn er und die Dame seines Herzens beieinandersaßen und äußerst wohlerzogen, aber mit jeder Menge Herzchen in den Augen miteinander geturtelt haben. Die beiden hatten bestimmt ganz schön viele Schmetterlinge im Bauch.

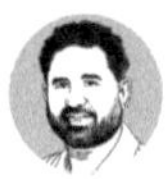

Na ja, dieser ganze Cocktail an Hormonen, den unser Körper ausschüttet, wenn wir verliebt sind, also unter anderem Dopamin, Serotonin, Oxytocin und Vasopressin, funktioniert eben in jedem Alter. Diese Hormone sorgen dafür, dass wir Liebe, Vertrauen und Bindung erfahren und fühlen können. Empfindungen wie Ekel oder Abscheu werden im Zuge dessen kurzerhand ausgeschaltet, daher nehmen wir ausschließlich die positiven Eigenschaften oder Eigenheiten der von uns begehrten Person wahr.

Und was haben nun eigentlich die Schmetterlinge mit dem Verliebtsein zu tun?

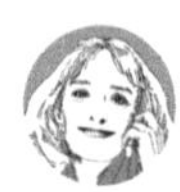

Eigentlich müssten Sie mir das erklären! Als medizinischer Laie würde ich vermuten, dass es die Magennerven sind, die da eine Rolle spielen, aber Sie sind der Experte. Sprachlich gesehen wird die Redewendung der Schriftstellerin Florence Converse zugeschrieben, die in ihrem 1908 erschienenen Roman *The House of Prayer*[67] die zarten, flatternden Gesellen mit dem Ausdruck »butterflies in the stomach« erstmals als Metapher für ein flaues Gefühl im Magen verwendete. Zum Synonym für Verliebtheit wurden sie erst im Laufe der Jahre. Allerdings finde ich es wenig verwunderlich, dass sich dieses Sinnbild durchgesetzt hat, denn die farbenprächtigen Falter sind ja überaus attraktiv. Passenderweise bedeutet das altgriechische Wort *ψυχή* (Psyche) im Deutschen sowohl »Schmetterling« als auch »Hauch, Atem oder Seele«.[68] Dass sich das Symboltier der Psyche in unserer Redewendung über das Verliebtsein wiederfindet, ist also nicht nur herrlich romantisch, sondern vermutlich auch mehr als nur reiner Zufall!

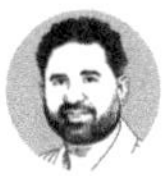

Tja, es tut mir leid, wenn ich mit dem medizinischen Hintergrund da jetzt ein wenig die Romantik herausnehme. Das, was wir Schmetterlinge nennen, sind in Wahrheit einfach nur Hormone, Nervenbahnen und Reize unseres vegetativen Nervensystems. Aber es hat ja auch nie jemand behauptet, dass Medizin romantisch wäre. Genau genommen sind Schmetterlinge im Bauch sogar eher eine Art Alarmsignal unseres Körpers, denn Verliebtsein ist für den Körper Stress pur. Hier tritt der Sympathikus in Aktion: Er sorgt dafür, dass vermehrt die Stresshormone Dopamin und Adrenalin produziert werden, was dazu führt, dass wir wildes Herzklopfen haben und fast in Panik geraten, wenn wir »ihm« oder »ihr« über den Weg laufen, und dieses Kribbeln spüren, wenn unsere Gedanken zu dem Objekt unserer Begierde wandern. Gleichzeitig sinkt aber auch unser Serotoninspiegel, weshalb wir eine so starke Sehnsucht nach diesem einen Menschen haben, oder sogar Verlustängste entwickeln. In jedem Fall dreht sich unsere gesamte Aufmerksamkeit besonders in dieser Anfangsphase ausschließlich um die Angebetete oder den Traummann.

Prof. Peter Walschburger, Biopsychologe an der Freien Universität Berlin, forscht schon lange auf diesem Gebiet und musste erkennen: Im Gehirn von Verliebten laufen ähnliche Prozesse ab wie bei Drogensüchtigen, man ist quasi »high«. Ein Date kann man auch mit einer Prüfungssituation vergleichen: »Gerade wenn man sich der Zuneigung des anderen noch nicht ganz sicher ist, sind Prüfungsstress und die Nervosität beim Flirten beinahe identisch.«[69] Er sieht das Verliebtsein allerdings als eine »positive Belastungsvariante«, da hier nicht nur die Nervosität und damit einhergehend etwaige Schlaf- oder Appetitlosigkeit eine Rolle spielen, sondern eben auch Euphorie und gute Laune. Geht es jedoch schief und aus einem Flirt entwickelt sich nicht so viel, wie man es sich erhofft hat, oder eine Beziehung geht in die Brüche, reagiert der Körper darauf wie auf einen Drogenentzug.

Ja, die Erkenntnis, dass es nicht »der Richtige« war, ist in der Regel alles andere als schön, aber so was kommt eben vor. Irgendwann kann man **sein Gegenüber vielleicht nicht mal mehr riechen**! Ist das eigentlich eine reine Metapher oder stecken auch hinter dieser

Redewendung irgendwelche kniffligen Vorgänge in unserem Körper? Auffällig ist es ja schon, dass es häufig unsere Sinnesorgane sind, die als Metaphern für Gefühle herhalten müssen. Lassen Sie uns das beim nächsten Mal doch etwas genauer betrachten.

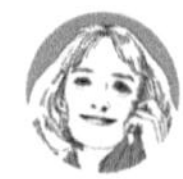

Kapitel 22

Wenn sich unser Ellenbogen vergeigt oder … warum Musik manchmal schmerzhaft sein kann

Deine Mitmenschen brauchen deine Hand,
nicht deine Ellenbogen.[70]

Fred Ammon

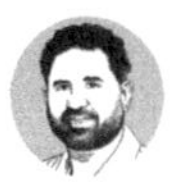

Dass Patienten in ihrer Berufskleidung in meine Samstagssprechstunde kommen, sehe ich eher selten. Es ist schließlich Wochenende, da sind die meisten doch eher etwas bequemer gekleidet. Richard gehörte diesbezüglich also definitiv zu den Ausnahmen, als er zum ersten Mal in meine Praxis kam. Es war ein sonniger und sehr warmer Tag. Doch trotz der Hitze trug der 28-Jährige einen schwarzen Anzug, sogar einen Dreiteiler, dazu ein passendes Hemd, eine Fliege und auf Hochglanz polierte Schuhe. Die langen, dunklen Haare hatte er streng zurückgebunden. Der Eindruck, den er auf mich machte, war geprägt von einem auffälligen Gegensatz: Sein Outfit, seine große, schlanke Gestalt und seine feinen Gesichtszüge verliehen ihm eine natürliche Eleganz, während seine Augen eine tiefe Niedergeschlagenheit ausstrahlten. Er wirkte kraftlos, als hätte ihm irgendetwas seine komplette Energie entzogen. Letzteres konnte ich mir nicht auf Anhieb erklären, doch den Grund für sein Outfit begann ich zu ahnen, als mein Blick auf den Geigenkasten fiel, den er dabeihatte: Richard war Orchestermusiker, genauer gesagt Violinist, und er kam direkt von der Generalprobe für sein nächstes großes Konzert.

Was ihn zu mir führte, waren massive Schmerzen im Ellenbogen: »Mein linker Ellenbogen tut schon seit einer ganzen Weile höllisch weh. Vor kurzem fing es dann im Unterarm und in der Hand auch noch an. Ich kann nicht mal mehr Wasserflaschen aufdrehen – die fallen mir inzwischen schon regelmäßig aus der Hand, weil ich sie vor lauter Schmerzen nicht festhalten kann. Wenn ich den Arm beuge oder strecke, sticht es jedes Mal wie tausend Messer, und wenn ich dagegenkomme, könnte ich an die Decke gehen. Glauben Sie mir, es ist der Horror. Nicht nur diese permanenten Schmerzen beim Geigespielen – auch die Angst, dass ich genau deswegen irgendwann meinen Beruf nicht mehr ausüben kann, das macht mich völlig fertig! Ich schmiere schon ständig Salben auf meinem Ellenbogen und versuche, ihn so oft wie möglich zu kühlen. Von einem anderen Orthopäden habe ich sogar schon mehrfach Spritzen bekommen, aber irgendwie wird und wird es einfach nicht besser. Dabei brauche ich meinen Arm doch! Meine Freundin predigt mir schon ständig, ich müsste den Arm schonen. Sie spielt übrigens auch in meinem Orchester – Querflöte. Aber ich kann meinen Arm jetzt beim besten Willen nicht schonen, weil unser Konzert vor der Tür steht. Da konnte ich in den letzten Wochen schlecht aufhören zu üben, sonst wäre ich aus dem Orchester geflogen. Die Konkurrenz ist schließlich hart, da muss man dranbleiben, wenn man drinbleiben will! Und das weiß sie eigentlich genauso gut wie ich.«

Er atmete schwer, als hätte er gerade einen Marathon absolviert, und sank in sich zusammen. Diese äußerst emotionale Schilderung hatte Richard sein letztes bisschen Kraft geraubt. Ich begann, ihn vorsichtig zu untersuchen. Unter meinem zaghaften Druck auf den Ellenbogen zuckte sein Arm unwillkürlich weg, was in Sachen Schmerzgeschehen schon eine recht deutliche nonverbale Aussage war. Ich ließ ihn dann den Unterarm drehen und sein Handgelenk beziehungsweise seinen Mittelfinger gegen den Widerstand meiner Hand ausstrecken. Um einen Nervenengpass auszuschließen, schaute ich mir auch seine Halswirbelsäule gründlich an. Letztere war zwar zum Glück in Ordnung, aber seine Befürchtung, dass es sich um eine Epicondylitis, besser bekannt als »Tennisellenbogen«, handeln könnte, musste ich Richard nach meiner Untersuchung leider bestätigen.

»Oh nein! Das kann, das darf einfach nicht wahr sein! Was soll ich denn jetzt machen? An meinem Ellenbogen hängt doch meine ganze Existenz! Sind Sie sich wirklich sicher?« Das war ich, so leid es mir tat. Richards Verzweiflung darüber war so groß, dass er seine gesamte

Selbstbeherrschung aufbringen musste, um nicht in Tränen auszubrechen. Das konnte ich sehen und spüren. Wie ein Häuflein Elend war er auf meiner Behandlungsliege zusammengesunken.

Um Richard Zeit zu geben, sich wieder zu sammeln, fing ich an, ihn zu behandeln – mit manuellen Techniken und osteopathischen Griffen kann man hier zum Einstieg gut für Linderung sorgen. Allerdings ist es in der akuten Phase der Entzündung leider in der Tat vor allen Dingen wichtig, den Arm zu schonen. Mir war an diesem Punkt aber durchaus bewusst, dass es schwer werden würde, Richard von dieser Notwendigkeit zu überzeugen. Also erklärte ich ihm erst einmal, was es mit der Epicondylitis auf sich hat: »Ihr Ellenbogen ist entzündet, daher kommen Ihre Schmerzen. Betroffen ist der Streckmuskel Ihrer Hand- und Fingermuskulatur beziehungsweise der Sehnenursprung. Rein mechanisch betrachtet wird das häufig durch eine Überbelastung verursacht, also zum Beispiel durch Stöße oder Vibrationen durch immer gleiche Arm- und Handbewegungen. Wenn die Muskulatur und die Sehnen in dieser Art überbeansprucht werden, entstehen minimale Einrisse in den Sehnenursprüngen, und die lösen wiederum die Entzündung aus. Wenn Sie sagen, dass Ihre Existenz von Ihrem Ellenbogen abhängt, vermute ich, dass Ihr Ellenbogen durchaus einer gewissen Belastung ausgesetzt ist. Was machen Sie denn so in Ihrer Freizeit, wenn Sie nicht gerade Geige spielen?« Zerknirscht schaute Richard mich an. »Ich spiele leidenschaftlich gerne Tennis. Nicht besonders gut, aber sehr gerne. Und leider mit demselben Arm ...«

Diese Kombination aus Beruf und Hobby ist natürlich nicht gerade vorteilhaft, das wurde Richard in diesem Moment auch schmerzlich bewusst. Der Tennisellenbogen trägt diesen Namen schließlich nicht aus purem Zufall. Gerade bei Schlägersportarten ist das ein häufiges Beschwerdebild, da diese Sportarten besonders die Streckmuskulatur belasten und so ein Ungleichgewicht im Vergleich zur Beugemuskulatur entsteht. Mit der Zeit verschlechtert sich die Durchblutung und der Muskelansatz wird nicht mehr ausreichend mit Nährstoffen versorgt. Dadurch können die Sehnenfasern anschwellen und es kann zu Gewebeveränderungen in der Nähe des Gelenks kommen. Und doch gibt es genug Menschen, deren Ellenbogen ähnlichen Belastungen ausgesetzt sind, die aber trotzdem keine Beschwerden haben.

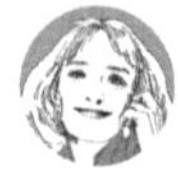

Da kam bei Richard offenbar wirklich alles zusammen. Wie furchtbar! Ich würde mal davon ausgehen, dass er aus einer Leidenschaft heraus seinen Beruf ergriffen hat, die noch größer ist als die für das Tennis. Dann würde diese Diagnose für ihn bedeuten, dass er gleich beides zumindest vorübergehend aufgeben muss – puh. Diese Vorstellung finde ich schrecklich. Da hat Ihr Patient mein vollstes Mitgefühl. Um ein erfolgreicher Musiker zu werden, muss man ja in aller Regel eine so tiefe Begeisterung und Hingabe für die Musik empfinden, dass man das stundenlange Üben liebend gerne auf sich nimmt und sich wirklich mit Leib und Seele dem Instrument widmet. Ich habe schon mehr als eine Biografie von berühmten Musikern gelesen, für die jedes Mal eine Welt zusammengebrochen ist, wenn sie aus irgendwelchen Gründen nicht mehr musizieren konnten.

Ein klein wenig kann ich das auch selbst nachempfinden: Wenn wir mit einem wunderbaren Programm für ein Chorkonzert proben und ich krankheitsbedingt nicht singen kann, macht mich das sehr traurig. Aber genug von mir – wie ging es denn mit Ihrem Patienten weiter? Diese ganze Geschichte muss ihn auch psychisch ziemlich belastet haben!

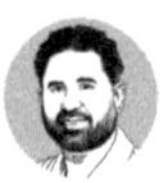

Das hat sie definitiv. Das merkte ich schon gleich bei der ersten Behandlung. Bei ihm hatte die Negativspirale bereits begonnen, über die wir uns schon einmal unterhalten haben: Er hatte wahnsinnige Schmerzen und seine Angst davor, dass diese Schmerzen nicht mehr weggehen würden – gepaart mit der Tatsache, dass sie von den Spritzen und Salben nicht besser wurden –, verstärkte die Beschwerden nur noch. Eine sehr nachvollziehbare Reaktion, die aber leider genau den falschen Effekt hat. Ein Teufelskreis eben: Schmerzen belasten die Psyche, psychische Belastungen führen zu einem stärkeren Schmerzempfinden und so verschlimmert sich beides mit der Zeit. Hinzu kam bei Richard aber noch etwas anderes. Er hatte ja gleich zu Beginn

unseres Gesprächs angedeutet, dass der Leistungsdruck aufgrund der harten Konkurrenz im Orchester sehr hoch sei.

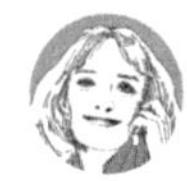

Gerade bei berühmten Orchestern ist der Konkurrenzkampf offenbar teilweise ziemlich hart. Prof. Dr. Helmut Möller, Sozialmediziner mit dem Schwerpunkt Musikergesundheit, schreibt in seinem Artikel *Der Hürdenlauf zum Orchestermusiker*, dass das Stresserleben junger Musiker in der Ausbildung unter anderem von dem rauer werdenden sozialen Klima beeinflusst wird.[71] Das leuchtet mir ein, denn schließlich wird in einem Orchester nur eine begrenzte Anzahl von Violinisten benötigt. Da muss man über herausragendes Können verfügen, um einen der heiß begehrten Plätze zu bekommen – oder im wahrsten Sinne des Wortes sogar **die erste Geige spielen** zu dürfen.

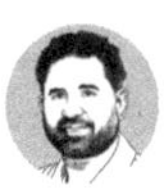

Ich habe Richard zugegebenermaßen ein wenig ausgefragt, weil mir die Welt der Orchestermusik doch eher fremd ist und ich mir davon ein Bild machen wollte. Er erzählte, dass er schon im Alter von vier Jahren mit dem Geigespielen begonnen hat. Das ist offenbar recht früh, da bei den meisten Kindern in diesem Alter die Motorik noch nicht ausreichend ausgeprägt ist, um das Instrument korrekt zu halten, den Bogen richtig zu führen und auch das Notensystem zu verstehen. Seine Eltern spielten auch beide Geige, wenn auch nicht professionell, also konnte er schon als ganz kleiner Kerl Bekanntschaft mit dem Instrument machen. Als er mir davon berichtete, geriet er richtig ins

Die erste Geige spielen
Ein Mensch, der immer die erste Geige spielen möchte, ist bestrebt, in jeder Situation den Ton anzugeben, und zwar im wahrsten Sinne des Wortes. Denn im Orchester orientieren sich beim Einstimmen alle Instrumente an dem Ton der ersten Geige. Die Bedeutsamkeit der ersten Geige zeigt sich außerdem daran, dass der Konzertmeister immer aus den Reihen der Violinisten stammt. Im Alltag hat die Redewendung eher die Bedeutung von Wichtigtuerei angenommen und sagt nichts mehr darüber aus, ob die Menschen, denen wir diese Eigenschaft zuschreiben, dieser verantwortungsvollen Aufgabe auch wirklich gewachsen sind.

Schwärmen: »Aus dieser Bekanntschaft wurde erst Freundschaft und später Liebe. Ich war so happy, als ich den ersten Unterricht bekam und irgendwann zusammen mit den Erwachsenen spielen durfte. Die typischen Sachen, die man als Kind so macht, sind an mir in weiten Teilen vorbeigegangen. Meine Eltern haben zwar versucht, mich zu überreden, mal mit anderen Kindern draußen zu spielen oder mich zum Sport anzumelden, aber ich wollte das alles nicht. Auch als Teenager fiel ich immer aus der Reihe, weil ich lieber übte, als ins Kino, auf Partys oder in die Disco zu gehen. Bereut habe ich das nie. Und das viele Üben hat sich ja auch ausgezahlt: Ich habe es aufs Konservatorium geschafft und letztlich ins Orchester. Nur dieser ständige Konkurrenzkampf, mit dem kam ich noch nie gut klar. Ich konnte mit kaum jemandem wirklich befreundet sein, der das gleiche Instrument spielt und ins selbe Orchester wollte wie ich selbst. Wenn ein Freund etwas erreicht hat, eine gute Prüfung ablegte oder es in ein Ensemble schaffte, dann habe ich mich darüber immer sehr gefreut. Ich bin einfach so, ich freue mich für andere! Aber ich habe leider sehr oft die Erfahrung gemacht, dass mir ein ähnlicher Erfolg geneidet oder missgönnt wurde. Da wurden **die Ellenbogen ausgefahren** und teilweise sogar mit unfairen Mitteln gekämpft. So etwas mag ich überhaupt nicht. Warum kann man sich denn nicht für einen Freund freuen, wenn er eines seiner Ziele verwirklichen kann? Muss man dem Freund seinen hart erarbeiteten Platz im Orchester wirklich **mit Ellenbogeneinsatz** streitig machen? Ich verstehe das einfach nicht …«

Die Ellenbogen ausfahren
Fahren wir die Ellenbogen aus, werden wir breiter und somit imposanter. Unsere Ellenbogen sind unangenehm spitz und können ungeahnte Kräfte entfalten. Es fällt uns also leicht, uns mit Hilfe unserer Ellenbogen durchzusetzen – im Notfall vielleicht sogar ohne Rücksicht auf andere.

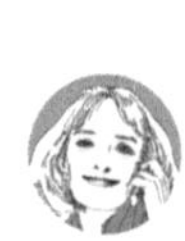

Aber ich verstehe jetzt so einiges! Kein Wunder, dass sich Richards Ellenbogen entzündet hat. Offenbar ist ihm diese Geschichte genau in dieser Art widerfahren: Ein Freund scheint ihn im Stich gelassen oder vielleicht sogar hintergangen zu haben, um ihn aus dem Orchester zu drängen und seinen Platz einzunehmen. Richard scheint das ganz massiv mit dem Bild der ausgefahrenen Ellenbogen zu assoziieren. Vor allem im Gedränge – und hier passt der Kampf um wenige, begehrte Plätze im Orchester gut als Beispiel – können spitze Ellenbogen durchaus als eine Art Mittel zum Zweck oder sogar als Waffe eingesetzt werden, um sich freie Bahn zu verschaffen. Hier hat auch die Metapher der »**Ellenbogenfreiheit**« ihren Ursprung und auch unsere »**Ellenbogengesellschaft**« hat sich aus diesem Bild entwickelt. Die »Ellenbogengesellschaft« wurde übrigens 1982 von der Gesellschaft für deutsche Sprache e. V. zum Wort des Jahres gekürt.[72] Aber ganz ehrlich: Für mich wäre es eher das Unwort des Jahres … Denn im Einsatz des Ellenbogens zeigt sich ja nicht nur Durchsetzungsvermögen, sondern auch Rücksichtslosigkeit.

Da reagiert das vegetative Nervensystem Ihres Patienten vermutlich ähnlich verstimmt wie eine Geige, auf der seit Jahren nicht mehr gespielt wurde. Wie wir schon festgestellt haben: Der Körper sucht sich den Weg des geringsten Widerstands, um emotionale Schieflagen an uns zu »melden« und sichtbar werden zu lassen. Der Ellenbogen scheint bei Richard emotional derart negativ besetzt zu sein, dass es nicht verwunderlich ist, dass sich genau dort bei ihm eine Entzündungsreaktion zeigt.

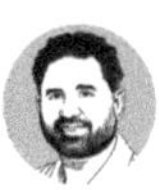

Insbesondere wenn man sich ins Gedächtnis ruft, dass bei Entzündungen ja immer das Immunsystem eine entscheidende Rolle spielt, das durch ein verstimmtes Vegetativum massiv in Mitleidenschaft gezogen wird. Richard empfindet das Verhalten seines Freundes als Belastung, es stresst ihn. Er fühlt sich hintergangen und **im Stich gelassen**. Bei ihm wirkt sich das auf den Ellenbogen aus, weil hier seine Schwachstelle ist. Wenn er sich im Stich gelassen fühlt, ist es für mich naheliegend, dass er stechende Schmerzen hat, die ein Tennisellenbogen bei Beuge- und Drehbewegungen mit sich bringt.

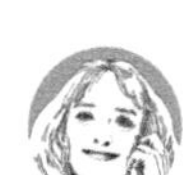

Die Redewendung »im Stich lassen« lässt sich übrigens zurückverfolgen bis ins ausgehende 15. Jahrhundert. Sie hat also schon ein paar schöne Jährchen auf dem Buckel. Es ist allerdings wohl nicht völlig gesichert, welchen Ursprung sie hat. In seinem Lexikon der sprichwörtlichen Redensarten sieht Lutz Röhrich aber eine Theorie ganz weit vorne: »Am wahrscheinlichsten scheint die Herleitung vom Turnierwesen, wobei, etwa im Massenturnier, ein Kämpfer die Geführten verläßt [sic], die nun ›im Stich‹ des Feindes bleiben. Die [Redensart] ist allerdings wohl nicht unmittelbar aus dem ritterlichen Turnierwesen des [Mittelalters] in die Umgangssprache übergegangen, sondern wahrscheinl. aus dem bürgerlichen ›Stechen‹, Kampfspielen, die in Nachahmung der ritterlichen Turniere im ausgehenden [Mittelalter] von den Städten abgehalten wurden.«[1]

Bei Richard ist es also der Ellenbogen. Andere Menschen hätten vielleicht Rückenschmerzen, wenn sie wütend sind, weil ihnen ein Freund auf eine solche Art und Weise **in den Rücken fällt,** oder Beschwerden an der Halswirbelsäule, wenn sie ein derartiges Verhalten als **Schlag in den Nacken** empfinden. Solche Verhaltensweisen regen die meisten von uns ziemlich auf. Aber genau das trägt dann noch stärker dazu bei, dass es uns schlecht geht. Wichtig ist also, dass wir uns erst gar nicht so sehr über derartige Dinge ärgern, damit sie uns nicht so massiv zusetzen. Dazu kommt mir gerade ein Gedankenkonzept von Vera Birkenbihl in den Sinn – sie nennt es »die Reinschneider«[73]:

Etwas ist ein Schlag in den Nacken
Schon Martin Luther berichtete von einer Verleumdung, die er als Schlag in den Nacken empfand. Ein Schlag in den Nacken ist ein heimtückischer Angriff, der uns an einer unserer empfindlichsten Stellen trifft. Unser Genick ist unser wunder Punkt, was wir mit dieser Redewendung auch im übertragenen Sinne deutlich machen.

Sie kennen sicherlich diese netten Menschen, die den Überholvorgang auf der Autobahn schon deutlich früher beenden als einem das lieb ist, und gefühlt mit dem Abstand einer Samstagszeitung wieder nach rechts rüberziehen. Ah, Ihrem wissenden Gesichtsausdruck nach zu urteilen, ist Ihnen das auch schon passiert, und wahrscheinlich mehr als nur einmal. Und ich vermute, dabei ging es Ihnen wie mir – ein paar Sekunden lang wabern wüste

Verwünschungen durch das Auto. Nun gibt es für das Verhalten der »Reinschneider« nach Birkenbihl zwei Gründe.

Grund eins: Der Fahrer war in Gedanken, unkonzentriert, und hat einfach nicht bemerkt, dass sein Überholmanöver so knapp war. Es war keine Absicht. Seien wir mal ehrlich: Das ist uns doch auch schon passiert, oder? Also sollten wir vielleicht gnädig mit unserem Urteil sein. Gedankenlos gehandelt haben wir sicherlich alle schon mal, und solange nichts passiert ist …

Grund zwei: Der Fahrer hat das mit voller Absicht gemacht. Er ist von meinem Fahrstil – oder möglicherweise auch aus einem völlig anderen Grund – genervt und hat mich als Ziel für seinen Ärger auserkoren. Und was tue ich? Ich gebe ihm auch noch die Genugtuung, dass ich mich tatsächlich darüber aufrege! Damit hat er sein Ziel erreicht. Bei Licht betrachtet also völliger Unsinn.

Wenn Richards Freund es genau darauf angelegt hat, dass dieser sich so sehr über sein unfaires Verhalten ärgert, dass er entweder von sich aus einen Rückzieher macht oder es ihn schlicht aus der Bahn wirft, dann ist ihm das wohl leider auch gelungen.

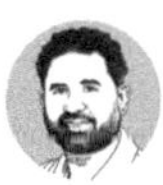

Es scheint ganz so. Bei Richard kommt zu allem Überfluss noch die Angst hinzu, dass er durch seine Erkrankung seinen Beruf und damit seine Existenzgrundlage verlieren könnte. Wenn man mit einer solchen Hingabe seinen Beruf ausübt, ist diese Bedrohung umso schlimmer, da es nicht nur um den finanziellen Aspekt geht, sondern oftmals wirklich um den Sinn des eigenen Lebens. Angst ist generell eine der stärksten Emotionen, die wir kennen, und in Richards Fall sind somit gleich zwei wesentliche Lebensbereiche betroffen. Seine Angst und das Verhalten seines Freundes belasten ihn immens, und das hält vermutlich nicht nur ein paar Tage lang an, sondern wird zum Dauerzustand und eher schlimmer als besser. Und hier wird es gefährlich: Wenn dieser emotionale Stress zur chronischen Belastung wird, fährt in unserem Körper die Immunantwort herunter. So können Entzündungen einfacher entstehen beziehungsweise das Immunsystem hat ihnen weniger entgegenzusetzen.

Der Psychoneuroimmunologe Dr. Christian Schubert von der Medizinischen Universität Innsbruck, Department für Psychiatrie und Psychotherapie an der Klinik für Medizinische Psychologie, sagt: »Bei jeder körperlichen Erkrankung spielt ausnahmslos auch die Psyche eine Rolle.«[74] Bei Richard bestätigt sich das leider einmal mehr.

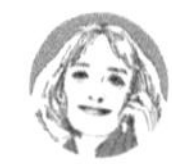

Wohl wahr. Konnte Ihr Patient denn zumindest noch bei seinem damals anstehenden Konzert auftreten? Bei den Schmerzen stelle ich mir das fast unmöglich vor.

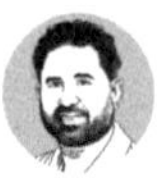

Sie kennen Richard nicht. Dieses Konzert hat für ihn alles bedeutet. Ich konnte seine Beschwerden ein wenig lindern und habe seinen Ellenbogen mit einem Tape stabilisiert. Er hat das Konzert tatsächlich noch durchgezogen.

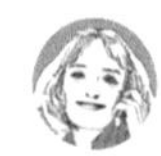

Und das haben Sie ihm nicht verboten?

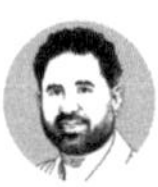

Nein, das habe ich ganz bewusst nicht getan. Mir war klar, wie wichtig dieses Konzert für Richard war. Hätte ich ihm jetzt das Konzert weggenommen, hätte das für seine Psyche immense negative Auswirkungen gehabt, die seine Schmerzen noch verstärkt hätten. Stattdessen wusste ich, dass er aus der Konzertteilnahme positive Kraft und Energie schöpfen würde – er würde jeden einzelnen Moment, jede einzelne Note davon auskosten, einen Endorphin-Kick erleben. Natürlich würde er wieder die Bewegungen machen müssen, die seinen Ellenbogen belasteten, aber die positiven Auswirkungen des Gesamtgeschehens waren absehbar deutlich höher.

Ich habe ihm diesen Mechanismus auch erklärt: »Wenn Sie Schmerzen haben und Sie müssen im Fernsehen mit ansehen, wie Ihr Lieblingstennisspieler verliert, macht Sie das traurig. Ihre Schmerzen werden stärker, obwohl das eine gar nichts mit dem anderen zu tun zu haben scheint. Haben Sie allerdings Schmerzen und schauen Ihrem Lieblingsspieler beim Gewinnen zu, freuen Sie sich so stark mit ihm, dass Ihnen das für eine Weile Linderung verschafft. Endorphine werden nicht umsonst auch als ›Glückshormone‹ bezeichnet. Und diese funktionieren so wunderbar, weil sie in unserem Körper an die gleichen Rezeptoren andocken wie Opiate, also beispielsweise Morphin.«

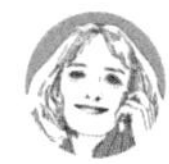

Aber Sie haben ihn vermutlich trotzdem zur Vorsicht gemahnt und mit ihm einen Deal ausgehandelt, wie es nach seinem Konzert für ihn und seinen Ellen- und Geigenbogen weitergehen kann, oder?

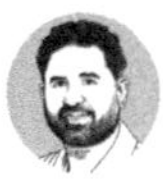

Ich konnte ihn davon überzeugen, dass er sich unmittelbar nach dem Konzert wieder bei mir meldet und sich für ein paar Wochen eine Auszeit nimmt – und natürlich auch mal auf das Tennisspielen verzichtet. Schonen ist das Sinnvollste bei einer Epicondylitis. Und wenn er eine Weile nichts mit den Kollegen im Orchester zu tun hat, kann er sich hoffentlich auch dem emotionalen Druck etwas entziehen. Falls dieser ihm allerdings dermaßen zusetzt, dass sich seine Beschwerden nicht verbessern, sollte er sich möglicherweise um professionelle psychologische Unterstützung bemühen, um dauerhaft damit klarzukommen. Schließlich will er seine Leidenschaft für die Musik noch sehr lange ausleben können.

Aus orthopädischer Sicht würde ich ihm raten, dass er immer wieder Pausen einlegt und die Muskulatur dehnt und lockert. Vielleicht gibt es auch Geigenlehrer oder sogar Geige spielende Orthopäden, die ihm Tipps geben können, wie er seine Bewegungsmuster beim Musizieren anpassen kann, um die Muskulatur etwas zu entlasten. Werkzeuge oder einen Tennisschläger kann man ergonomisch anpassen, um den Ellenbogen zu entlasten, das weiß ich, aber bei Musikinstrumenten kenne ich mich leider wenig aus.

Allerdings sind das eben nur ein paar der Bausteine zur Heilung. Am wichtigsten ist und bleibt sein vegetatives Nervensystem.

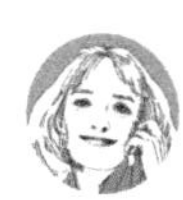

Ich habe vor einer ganzen Weile mal an einem Resilienz-Seminar teilgenommen – vielleicht wäre so etwas ja auch ein guter Einstieg für Ihren Patienten. Wenn er lernt, mit emotional schwierigen Situationen gelassener umzugehen, könnte das auch sein vegetatives Nervensystem wieder in Gleichklang bringen.

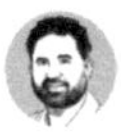

Was haben Sie denn in diesem Seminar gelernt?

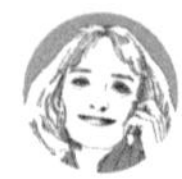

Für mich als Sprach-Mensch war es schon mal interessant zu erfahren, dass das Wort »Resilienz», mit dem man heutzutage unsere psychische Widerstandskraft beschreibt, von »resilire« kommt, also dem lateinischen Wort für »zurückspringen« oder »abprallen«. Es kommt also eigentlich aus der Physik und bedeutet im übertragenen Sinne, dass wir – im Idealfall – in Stresssituationen so elastisch reagieren wie ein Gummiband und Belastungen von uns abprallen wie ein Computervirus von einer Firewall.

Das Seminar deckte in dieser Hinsicht eine gute Bandbreite an Themen ab: Von A wie Achtsamkeit bis Z wie Zufriedenheit war alles dabei. Wir haben kurze Meditationen und Atemübungen kennengelernt und uns überlegt, was wir in Sachen Selbstfürsorge besser machen können. Ach ja, und wir haben zwei Entspannungsmethoden ausprobiert, nämlich progressive Muskelentspannung und autogenes Training. Mir hat das gut gefallen und ich habe damals angefangen, diese Dinge auch in meinen Alltag einzubauen. Entweder ich mache eine Runde progressive Muskelentspannung, übe mich in autogenem Training oder ich meditiere ein paar Minuten. Das muss gar nicht lang sein, auch diese kurzen Auszeiten am Tag tun schon wirklich gut.

Und ich habe gemerkt, dass ich mich mit Atemübungen ganz gut beruhigen kann, wenn ich mal nicht mehr weiß, **wo mir der Kopf steht**. Das geht sogar erstaunlich schnell, das hätte ich gar nicht gedacht. Aber ich habe es einfach ausprobiert und siehe da – es funktioniert!

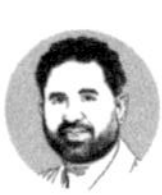

Ich kann Ihnen auch erklären, warum das funktioniert: Man unterscheidet im Wesentlichen zwischen der Brustatmung und der Bauchatmung. Sie kennen sicherlich das Gefühl, wenn Sie erschrecken, vor etwas zurückweichen und dabei reflexartig die Luft einziehen. Die Atmung spielt sich hierbei vor allem im oberen Teil des Brustkorbs ab, fast bis hin zur Kehle. Das stimuliert den Sympathikus und es wird Adrenalin ausgeschüttet.[75]

Um zur Ruhe zu kommen, braucht es im Gegensatz dazu also eine tiefe, kontrollierte Bauchatmung, denn mit dieser lässt sich der Parasympathikus aktivieren. Legen Sie einfach mal Ihre Hände auf den Bauch – wenn Sie nun spüren, wie sich Ihre Bauchdecke hebt und senkt, sind Sie auf dem richtigen Weg. Und wie bei unseren Muskeln ist es auch bei der Atmung: Je häufiger wir sie trainieren, desto besser funktioniert sie, denn wie ein Muskel mit stetem Training wächst, so bilden sich im vegetativen Nervensystem durch häufige Wiederholungen neue Nervenfasern. Je mehr Energie durch die Nervenfasern Ihres Parasympathikus fließen kann, desto leichter und effektiver lässt er sich stimulieren.

Und welche Atemübungen machen Sie da so?

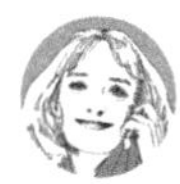

Da gibt es viele unterschiedliche Übungen, aber bei den meisten geht es darum, dass die Atmung – die Bauchatmung natürlich – einem bestimmten Rhythmus folgt. Im Yoga gibt es zum Beispiel die Boxatmung: beim Einatmen bis vier zählen, für vier Sekunden die Luft anhalten, auf vier Sekunden ausatmen und vier Sekunden lang nicht atmen. Dann gibt es noch eine Variante, die 4-7-11 genannt wird. Dabei atmet man auf vier ein, auf sieben aus und das Ganze wiederholt man dann elf Mal. Mir hilft es besonders, wenn das Ausatmen länger ist als das Einatmen – ich zähle beim Einatmen meistens bis vier und beim Ausatmen bis acht. Ich schätze, hier muss einfach jeder für sich die Methode finden, die für sie oder ihn am besten passt.

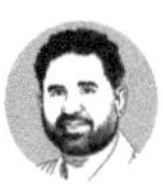

Wie wir schon so oft festgestellt haben: Jeder Mensch ist anders. Aber möglicherweise wären diese Übungen oder in der Tat so ein Resilienz-Seminar auch ein guter Ansatzpunkt für Richard. Ich werde ihm auf jeden Fall davon berichten, wenn er das nächste Mal zu mir in die Praxis kommt. Vielleicht kann er auf diese Art dafür sorgen, dass sein vegetatives Nervensystem neu gestimmt wird und innere Harmonie und Ausgeglichenheit entstehen, damit er seine Violine noch lange in seinem Orchester zum Klingen bringen kann.

Kapitel 23

Neulich in der Praxis: Warum sagt man eigentlich … jemanden nicht riechen können?

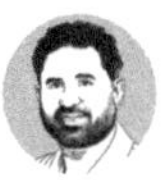

Sie wollten wissen, warum für unsere Gefühlswelt häufig unsere Sinnesorgane als Sinnbilder herhalten müssen? Das kommt wirklich auffällig oft vor. Wobei es im Fall von »**jemanden (nicht) riechen können**«, worüber wir ja beim letzten Mal nachgedacht hatten, allerdings gar nicht so sehr eine Metapher ist.

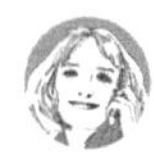

Tatsächlich? Wieso das denn?

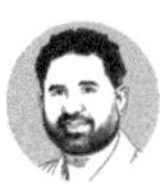

Weil wir andere Menschen unbewusst nach ihrem Geruch beurteilen. Dabei geht es allerdings nicht um Schweiß oder Parfum, wie man vielleicht annehmen könnte, sondern um den ureigenen, unverfälschten Körpergeruch eines Menschen, denn die Duftmoleküle, die ein Mensch verströmt, enthalten ganz wichtige Informationen für uns.

1995 konnte der Evolutionsbiologe Claus Wedekind nachweisen, dass unser körpereigener Geruch Informationen über unser Erbgut enthält, genauer gesagt, Humane Leukozyten-Antigene (HLA), die dafür verantwortlich sind, dass unser Körper für die Immunabwehr benötigte Eiweiße bildet.[76] Weiterführende Forschungen haben ergeben, dass wir einen Menschen »gut riechen können«, wenn uns der Körpergeruch dieses Menschen signalisiert, dass sein oder ihr Erbgut wunderbar zu unserem eigenen passen und es gut ergänzen würde – eine immens wichtige Erkenntnis in Sachen Familienplanung!

Zu ähnlichen Erkenntnissen gelangten auch die Wiener Verhaltensforscher Prof. Dr. Karl Grammer und Astrid Jütte, die zeigen konnten, dass Geruchsstoffe des männlichen Schweißes (Androstenol und Androstenon) einen direkten Einfluss auf den weiblichen Menstruationszyklus haben. Umgekehrt können auch weibliche Geruchsstoffe

(Kopuline) die männliche Wahrnehmung beeinflussen und sogar Hormonveränderungen hervorrufen.[77]

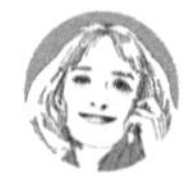

Ist ja beeindruckend, was unsere Nase alles kann – und auch noch, ohne dass uns das bewusst wäre! Dann wird es vermutlich nicht lange dauern, bis sich die diversen Partnervermittlungen diese Erkenntnis zunutze machen, würde ich sagen.

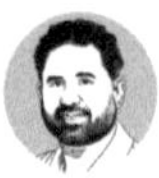

Soweit ich weiß, gibt es solche Agenturen schon. Bei denen kann man mit einer Speichelprobe einen Gentest machen lassen und die Ergebnisse aus diesen Tests fließen dann wohl in die Auswahl der Partnervorschläge mit ein.

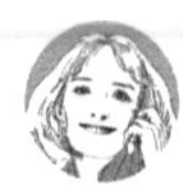

Hm. Ob so ein Genvergleich bei der Suche nach Mr. Right wirklich helfen kann? Gerüchteweise zählen bei der Partnersuche schließlich nicht nur die Gene, sondern auch Dinge wie Humor, Wertvorstellungen, Interessen … Wenn man Pech hat, bekommt man von der Partnervermittlung letzten Endes nur irgendwelche schrägen Vorschläge zugeschickt, bei denen einem schon beim puren Durchlesen die Haare zu Berge stehen!

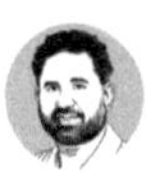

Und jetzt wollen Sie sicherlich wissen, warum uns redensartlich **die Haare zu Berge stehen**, richtig? Ich würde sagen, darüber reden wir beim nächsten Mal!

Kapitel 24
Wenn wir den Boden unter den Füßen verlieren oder … warum uns das Leben manchmal auf dem falschen Fuß erwischt

Zum Stolpern brauchts nicht mehr als Füß.[78]

Heinrich von Kleist

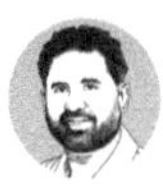

Eine Geschichte, die uns in der Klinik lange vor ein großes Rätsel gestellt hat, ist die von Phil. Als Phil mit Mitte 20 stationär bei uns war und in meine Sprechstunde kam, fiel mir als Erstes der Gegensatz zwischen seinem äußeren Erscheinungsbild und seiner Körperhaltung auf: Seine langen Dreadlocks und seine Klamotten – eine Kombination aus Hoodie und Jeans in den Kniekehlen – wirkten deutlich lässiger als er selbst. Dafür gab es auch einen handfesten Grund: Phil konnte nicht auf einem Bein stehen. Wenn der schlaksige junge Mann es versuchte, kippte er einfach um – wie eine Schranke, die sich schließt. Wir mussten aufpassen, dass er nicht im freien Raum stand, sondern immer etwas oder jemand in der Nähe war, an dem er sich festhalten konnte, wenn wir unsere Untersuchungen und Tests mit ihm machten.

Der arme Kerl musste Vieles über sich ergehen lassen, denn ein solches Beschwerdebild müssen wir als Orthopäden wirklich ernst nehmen. In einem Fall wie dem von Phil kann es schließlich sein, dass eine neurologische Einschränkung vorliegt, und dann wäre möglicherweise eine Notfalloperation erforderlich. Also stellten wir ihn im übertragenen Sinne auf den Kopf und im Wortsinn abwechselnd auf seine beiden Füße und schauten uns an, was ging und was nicht. Er musste sich mal mit dem linken, mal mit dem rechten Fuß auf die Zehenspitzen, den Fußballen oder die Hacken stellen, wir ließen ein MRT und eine Blutuntersuchung machen und auch ein Neurologe schaute sich Phil an.

Aber Phils Problem gab uns nach wie vor Rätsel auf, denn er konnte problemlos Treppensteigen. Seltsam fanden wir das, weil beim Treppensteigen auch immer ein paar Sekunden lang ein Bein in der Luft und das andere Bein stark belastet ist. Im Grunde hätte das bei Phil nicht funktionieren dürfen, zumal das Bein, das beim Treppensteigen gerade aktiv ist, gegen die Schwerkraft arbeitet und es daher ein Vielfaches unseres Körpergewichts nach oben stemmen oder abfangen muss. Hier sind also Muskulatur, Gleichgewicht und Koordination gleichermaßen gefragt. Aber auf der Treppe hat Phil kurioserweise nie den Halt verloren, es gab keinerlei Anzeichen von Lähmungen. Er konnte ohne Zwischenfälle hoch- und runterlaufen.

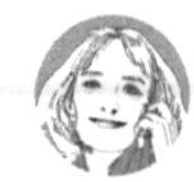

Das finde ich in der Tat auch sehr verwunderlich. Aber dass ein junger Mann mit so einem Beschwerdebild nicht mehr ganz so lässig unterwegs ist – das ist wohl eher kein Wunder. Vermutlich war auch er vor seinem Aufenthalt bei Ihnen schon bei diversen Ärzten?

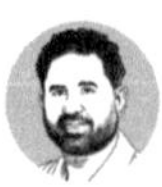

War er, aber alle waren genauso ratlos wie wir. Wenn jemand nicht auf einem Bein stehen kann, ist auch das Treppensteigen normalerweise nicht möglich. Es war schlicht nicht logisch, aber irgendeine Erklärung musste es ja geben. Mein Verdacht war, dass bei der Anamnese irgendetwas nicht zur Sprache gekommen war. Also setzte ich mich noch einmal mit Phil zusammen und fragte ihn, seit wann er das Problem hatte, in der Hoffnung, dass wir auf diese Weise einen Auslöser finden würden.

Ich wollte wissen, seit wann genau seine Beschwerden bestanden, worauf er antwortete: »Das hab' ich ungefähr seit 'nem Jahr. Es fing an, als sich mein Freund von mir getrennt hat und ich von heute auf morgen auf der Straße stand. Zu meinen Eltern wollte und konnte ich nicht zurück – mit denen hab' ich keinen Kontakt mehr, seit ich vor Jahren mit Kai zusammengezogen bin. Damals war ich 17. Meine Eltern waren natürlich total dagegen und haben mich quasi vor die Wahl gestellt: sie oder Kai. Na ja, ich hab' mich für Kai entschieden, bin mit ihm weggezogen, hab' die Schule abgebrochen. Was man als verliebter Teenager eben so macht. Da Kai auch 'ne ganze Ecke älter war als ich und richtig gutes Geld verdiente, musste ich mir darüber keine Gedanken machen. Geld war immer da – aber eigentlich war mir das schnuppe. Geld brauchte ich nicht, ich brauchte Kai. Er hat für mich die Welt bedeutet, war meine große Liebe. Die fünf Jahre Beziehung mit ihm waren die glücklichsten in meinem Leben. Als er sich dann von mir getrennt und den Kontakt zu mir von heute auf morgen abgebrochen hat, hab' ich absolut **den Boden unter den Füßen verloren.**«

An diesem Punkt konnte Phil nicht mehr weiterreden. Er brach komplett zusammen, zitterte am ganzen Körper, wurde von Weinkrämpfen geschüttelt. Es war, als würde es ihn erneut den Boden unter den Füßen wegziehen. Und in diesem Moment wurde das alles plötzlich für mich nachvollziehbar: Phil hatte auf einen Schlag alles verloren, was ihm **Halt gegeben** hatte.

Den Boden unter den Füßen verlieren

Der Boden steht sinnbildlich für Sicherheit und ein festes Fundament. Verlieren wir den Boden unter unseren Füßen, so verlieren wir unsere Stabilität und geraten ins Wanken – und das ist sowohl wortwörtlich als auch im übertragenen Sinne möglich.

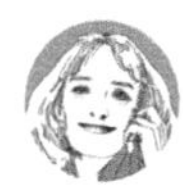

Und dieser Schock war vermutlich der Auslöser für seine Beschwerden. Wie bitter. Eine Trennung nach so langer Zeit, gerade wenn man noch so jung ist, schmerzt extrem. An den ersten Liebeskummer können wir uns vermutlich alle noch gut erinnern, auch wenn das keine schönen Erinnerungen sind. Wenn wir verlassen werden, verlieren wir einen geliebten Menschen, und in einem Fall wie bei Phil auch noch für immer. Für ihn ist Kai in dem Moment der Trennung quasi gestorben.

Dagmar Schmauks vergleicht eine solche Situation mit einer Amputation: »[Die] Amputation eines Körperteils bewirkt einen unersetzlichen Verlust. Aber auch im seelischen Bereich fühlt man sich ›wie amputiert‹, wenn man einen geliebten Menschen verliert [...].«

Dass ihm das **den Boden unter den Füßen weggezogen** hat, ist mehr als nachvollziehbar. Martina Klausner vom Institut für

Kulturanthropologie der Goethe-Universität Frankfurt beschreibt in ihrem Artikel *Wenn man den Boden unter den Füßen nicht mehr spürt*[79] eine Begegnung mit einer psychisch kranken Patientin, der es häufig aufgrund ihrer Erkrankung nicht möglich war, auch nur einen Schritt weiterzugehen. Sie konnte den Boden nicht mehr spüren, hatte das Gefühl, ihre Fußsohlen seien aus Watte und sie habe keinen Halt mehr. »**Den Boden unter den Füßen zu verlieren,** war für [die Patientin] dabei keine rein metaphorische Umschreibung einer emotionalen Haltlosigkeit. In ihren Angstzuständen spürte sie den Boden tatsächlich nicht mehr.« An diesen Schilderungen von Martina Klausner kann man einmal mehr wunderbar erkennen, dass die »Trennung zwischen Körper und Geist, Soma und Psyche obsolet ist, beides ist in [dem] Erleben [der Betroffenen] untrennbar verbunden.«

So ähnlich dürfte es Ihrem Patienten in dieser Zeit auch gegangen sein. Aber wie ging es denn mit ihm weiter?

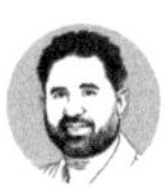

Natürlich haben wir uns um ihn gekümmert und konnten ihn irgendwann wieder beruhigen. Er erzählte dann, dass er zwischenzeitlich bei seinem Bruder untergekommen war, mit dem er sich aber nicht besonders gut verstand. Deswegen wollte er dort möglichst bald wieder ausziehen. Mit seinen früheren Freunden hatte er kaum noch Kontakt – wegen Kai hatte er sich von ihnen zurückgezogen, was er inzwischen bitter bereute. Außerdem versuchte er gerade, eine Ausbildung nachzuholen, aber so einfach war das auch nicht.

Interessanterweise war Phil bis zu diesem Moment selbst gar nicht bewusst, wie sehr ihn diese ganze Situation belastet hat. Er hatte sich eben so durchgeschlagen, hatte sich wieder halbwegs aufgerappelt und lediglich mal eine Beratung in Anspruch genommen, als es darum ging, wie er wieder Anschluss an seine schulische Laufbahn finden konnte. Er machte sich Vorwürfe, dass er die Schule abgebrochen hatte, und versuchte, sich zu motivieren, möglichst viel wieder aufzuholen. Seinen Verlust aktiv verarbeitet hatte er aber nie, weshalb er auch nicht wieder richtig **auf die Beine gekommen** war.

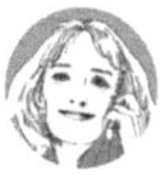

Da hat das Leben Ihren Patienten wirklich **auf dem völlig falschen Fuß erwischt**, würde ich sagen. Aber mal rein körperlich betrachtet: Wie konnten Sie denn feststellen, dass Phil beispielsweise keinen schweren Bandscheibenvorfall hatte, der ihm **den Boden unter den Füßen weggezogen** hat?

Jemanden auf dem falschen Fuß erwischen

Im Sport ist es von enormer Wichtigkeit, immer auf dem richtigen Fuß zu stehen, um schnell reagieren zu können. Bei Schlägersportarten wie Tennis werden wir auf dem falschen Fuß erwischt, wenn der Gegner den Ball entgegen unserer Laufrichtung in unser Feld schlägt. Steht ein Fußballer zur falschen Zeit auf dem falschen Fuß, wird er Schwierigkeiten haben, den Ball ins Tor zu zwirbeln. Erwischt man uns also auf dem falschen Fuß, fühlen wir uns überrumpelt und geraten ins Straucheln – und dabei müssen unsere Füße im übertragenen Sinn der Redewendung nicht einmal selbst beteiligt sein.

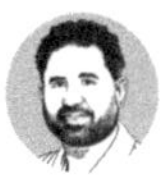

Um das besser zu verstehen, sollten wir einen kurzen Blick auf die Physiologie werfen. Um herauszufinden, ob Patienten eine Lähmung haben, die beispielsweise durch einen Bandscheibenvorfall verursacht werden kann, prüfen wir das mit genau den Tests, die wir auch bei Phil gemacht haben. Kann der Patient auf einem Bein stehen, ist der Orthopäde beruhigt. Funktioniert das nicht, ist das für uns ein Grund zur erhöhten Aufmerksamkeit, denn hier liegt dann möglicherweise ein neurologisches Problem, also eine Nervenschädigung vor. In der Wirbelsäule verläuft das Rückenmark mit den Spinalnerven. Diese Rückenmarksnerven treten paarweise an kleinen Öffnungen zwischen den einzelnen Wirbeln aus und laufen in bestimmte Körperbereiche, in denen sie die Muskeln versorgen. Vereinfacht gesagt: Die Spinalnerven der Halswirbel steuern unsere Arm- und Handmuskulatur und die der Lendenwirbel unsere Bein- und Fußmuskulatur. Diese Öffnungen, aus denen die Spinalnerven austreten, werden bei einem Bandscheibenvorfall verengt. Wird der Nerv in einem solchen Fall komprimiert, tritt eine Lähmung auf und dann ist eine Notfalloperation in der Regel die einzige Option, um eine dauerhafte Schädigung zu vermeiden. Deswegen haben wir

Phil auch so gründlich untersucht, aber eine solche Störung war bei ihm zum Glück nicht nachweisbar.

So paradox das für Patienten klingen mag: Wir Orthopäden sind tatsächlich beruhigt, wenn der Bandscheibenvorfall »nur« Rückenschmerzen, Taubheitsgefühle und möglicherweise auch ein Kribbeln verursacht. Dann sind die Nerven zwar gereizt, aber noch intakt. Auch wenn das für Patienten mit starken Rückenschmerzen nur ein sehr kleiner Trost ist. Rückenschmerzen dieser Art sind jedoch, wie wir Mediziner sagen, in den allermeisten Fällen »unspezifisch« und strahlen in der Regel höchstens bis zum Knie aus.

Lähmungserscheinungen sind aus orthopädischer Sicht definitiv eine andere Hausnummer. Hier wird ein ganz konkreter Nerv so stark in Mitleidenschaft gezogen, dass sich an einer bestimmten Stelle im Körper spezifische Ausfallerscheinungen bemerkbar machen. Bei welchen Wirbeln genau das Problem besteht, kann der Orthopäde dadurch feststellen, dass er sich anschaut, wo genau die Lähmung auftritt. Das bedeutet in der Praxis beispielsweise, dass ein Patient mit einem schweren Bandscheibenvorfall am fünften Lendenwirbel den großen Zeh nicht oder nur eingeschränkt heben kann, während ein Bandscheibenvorfall am ersten Sakralwirbel eher Auswirkungen auf die Wade und die übrigen Zehen hat.

Sie können sich das vorstellen wie bei einem Lichtschalter und einer Glühbirne: Angenommen, die Muskelbereiche in Ihrem Körper sind verschiedene Räume in einem Haus. Wenn nun das Kabel durchtrennt wird, das zu einer bestimmten Glühbirne führt, können Sie zwar nicht anhand des Lichtschalters erkennen, wo das Problem liegt, aber Sie sehen, in welchem Raum das Licht ausgegangen ist, das heißt, in welchem Muskelbereich die Störung besteht. Wir wissen dann also, an welcher Stelle der Wirbelsäule ein Bandscheibenvorfall vorliegt. Bei unspezifischen Beschwerden hat der Patient zwar das Gefühl, dass, um in diesem Bild zu bleiben, gleich in mehreren Räumen gleichzeitig das Licht dunkler wird, aber in diesen Fällen ist nicht ein spezifischer Nerv betroffen, der komplett komprimiert ist. Bei diesen unspezifischen Beschwerdebildern können wir, auch wenn sie mit Schmerzen,

Taubheitsgefühlen oder Kribbeln einhergehen, heutzutage oftmals schon mit manuellen Behandlungen, Physiotherapie und physikalischen Anwendungen eine Besserung erzielen. Eine Operation kann da zum Glück häufig vermieden werden.

Aber ich muss sagen, Phils Fall gehörte zu denen, die mich auch im Nachhinein noch sehr lange beschäftigt haben.

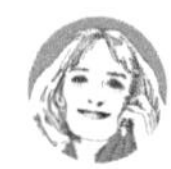

Ich kann mir gut vorstellen, dass man so eine Geschichte als Arzt noch eine ganze Weile mit sich herumträgt. Konnten Sie Phil denn letztlich helfen, also körperlich und psychisch?

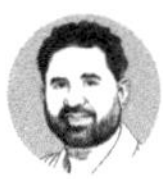

Wir konnten ihn überzeugen, dass er sein Trauma mit psychologischer Unterstützung aufarbeiten würde. Mit der Therapie konnte er im Rahmen seines stationären Aufenthalts bei uns schon beginnen und das hat ihm sehr geholfen. Oftmals löst sich bereits durch das Erkennen des Konflikts eine Art Knoten in den Patienten. Die ersten Schritte zur Aufarbeitung sind immens wichtig, um eine Linderung der Beschwerden in Gang zu setzen. Natürlich geht das nicht von heute auf morgen, das braucht viel Zeit.

Bei Phil war es wie bei vielen Patienten: Er hatte das traumatische Erlebnis verdrängt. Sein Bewusstsein hatte das Ereignis wie einen Fremdkörper abgekapselt und weggeschoben. In unserem Gespräch ist diese Barriere aufgebrochen und Phil hat die Emotionen mit voller Wucht erlebt. Hier war ich sehr froh, dass wir einerseits orthopädisch ansetzen konnten und andererseits auch unsere Psychologen mit Rat und Tat zur Seite standen. Diese erste Hürde im Prozess der Verarbeitung konnte Phil also bei uns und mit uns nehmen. Außerdem haben wir für ihn über den sozialen Dienst mit dem Arbeitsamt Kontakt aufgenommen, damit er bessere Chancen auf eine Lehrstelle hatte. An der Tatsache, dass wir in seinem Fall wirklich interdisziplinär gearbeitet und alle Abteilungen an einem Strang gezogen haben, zeigt sich, wie wichtig dieses Zusammenspiel für die Patienten ist.

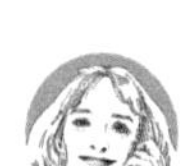

Für mich ist der Fall von Phil auch ein Paradebeispiel für das Balance-Modell aus der positiven Psychotherapie. Dieses von Prof. Nossrat

Peseschkian[80] entwickelte Modell kennt die vier Bereiche Körper, Leistung, Kontakt und Fantasie/Zukunft. Um diese doch recht abstrakten Konzepte mit etwas Leben zu füllen: Zum Bereich Körper zählen unter anderem Ernährung, Schlaf und Sport, zur Leistung gehören Bausteine wie Beruf, Erfolg und Status, der Kontakt umfasst Familie und Freunde und bei dem Bereich Fantasie/Zukunft geht es beispielsweise um Sinn, Lebensphilosophie und Kunst. Jeder Mensch braucht diese vier Bereiche, oder Standbeine, um **im Gleichgewicht zu sein.** Wenn eines dieser Elemente bei uns weniger ausgeprägt oder gar nicht mehr vorhanden ist, passiert dasselbe wie bei einem Stuhl, dem nach und nach die Beine abgesägt werden: Mit drei Beinen steht der Stuhl noch. Nicht mehr ganz so stabil, aber es geht. Um auf einem Stuhl mit nur zwei Beinen sitzen zu können, muss man schon fast Zirkusartist sein – aber es ist deutlich wahrscheinlicher, dass der Stuhl umkippt. Von einem einzigen verbleibenden Stuhlbein brauchen wir erst gar nicht zu reden.

Genau das ist offenbar auch bei Phil passiert: Er ist **aus dem Gleichgewicht geraten.** Den Bereich Leistung hatte er mit dem Schulabbruch aus freien Stücken aufgegeben, aber als ihm durch die Trennung auch der Bereich Kontakt verloren ging, hat sein Körper das nicht verkraftet und einen Lebenssinn hat er vermutlich auch nicht mehr gesehen. Phil konnte **nicht mehr zu sich selbst und seinem Leben stehen**.

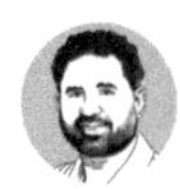

In so einer Situation **wieder auf die Beine zu kommen**, kostet immens viel Kraft. Aber zumindest konnten wir während der Reha Phils körperliche Beschwerden schon etwas lindern. Damit seine Beine ihn aber in Zukunft wieder sicher durchs Leben tragen können, wird er weiterhin professionelle psychologische Hilfe benötigen.

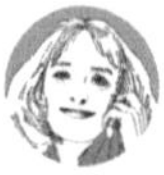

Den Einstieg in die Psychotherapie hat er zumindest bei Ihnen in der Klinik schon geschafft. Das scheint mir fast die größte Hürde zu sein: Man muss sich ja erst mal überwinden, um professionelle Hilfe für die **aus dem Lot geratene** Psyche in Anspruch zu nehmen. Und wenn man das geschafft hat und bereit ist, eine Therapie zu beginnen, dauert es eine halbe Ewigkeit, bis man einen Termin bekommt. Oder gibt es da einen Trick, wie es schneller gehen kann?

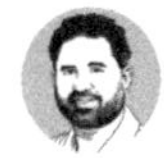

Das vielleicht nicht gerade. Aber man sollte sich zunächst überlegen, welchen Spezialisten man braucht: einen Psychologen, Psychotherapeuten oder Psychiater.

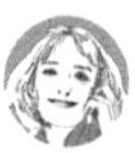

Was ist denn der Unterschied zwischen diesen drei Arten von Experten?

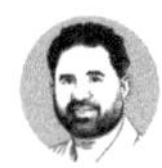

Ein Psychologe hat Psychologie studiert, also die Lehre vom Verhalten und Erleben, und einen entsprechenden Studienabschluss – früher war es ein Diplom, heute ist es ein Master-Abschluss. Ein wenig Vorsicht ist hier angebracht, da die Bezeichnung »Psychologe« nicht geschützt ist, es darf sich also jeder »Psychologe« nennen. Nur bei Psychologen mit dem Zusatz »Diplom« oder dem Äquivalent mit Master-Abschluss kann man sicher sein, dass es sich um eine Person mit dem entsprechenden akademischen Wissen handelt. Psychologen kennen sich mit dem Denken, Fühlen und Handeln von uns Menschen aus. Sie behandeln zunächst aber keine psychischen Erkrankungen, da dieser Studienabschluss keine Approbation enthält, das heißt, sie haben keine gesetzliche Zulassung für die Arbeit mit erkrankten Menschen. Psychologen dürfen nur dann Patienten therapieren, wenn sie eine entsprechende, mehrjährige Zusatzausbildung zum Psychotherapeuten absolvieren. Ansonsten können sie beispielsweise Beratungen oder Coachings anbieten, diagnostische Tests durchführen oder psychologische Gutachten erstellen.

Das bringt uns zur zweiten Expertengruppe, den Psychotherapeuten. Im Gegensatz zu »Psychologe« ist »Psychotherapeut« ein geschützter Begriff. Diese Bezeichnung schreibt vor, dass Psychotherapeuten alternativ ein Medizin- oder Psychologiestudium absolviert – bei Kinder- und Jugendpsychotherapeuten kann es auch ein Studium der (Sozial)Pädagogik sein – und daran eine mehrjährige Ausbildung zum Therapeuten in einem der zugelassenen Therapieverfahren angeschlossen haben. Erst seit kurzem gibt es einen reinen Studiengang für Psychotherapie. Insgesamt durchlaufen Psychotherapeuten einen sehr langen Ausbildungsweg, der sich häufig über mehr als zehn Jahre erstreckt und auf dem sich angehende Therapeuten viel Erfahrung in der therapeutischen und klinischen Praxis erarbeiten. Psychotherapeuten arbeiten mit Menschen mit psychischen Erkrankungen, indem sie mit ihnen ausführliche Gespräche führen. Dabei wenden sie die Therapieverfahren an, in denen sie sich spezialisiert haben. Auch durchlaufen Psychotherapeuten im Laufe ihrer Ausbildungszeit eine eigene Therapiephase, da für diesen Beruf eine intensive Selbsterfahrung und Selbstkenntnis unverzichtbar sind. Wichtig zu wissen ist auch, dass nur Psychotherapeuten mit einem Medizinstudium Medikamente verordnen dürfen.

Und damit kommen wir schließlich zu dem Spezialgebiet der Psychiater: Psychiater haben Medizin studiert und sind Ärzte, genauer gesagt, Fachärzte für Psychiatrie. Sie beschäftigen sich insbesondere mit den medizinischen Aspekten seelischer Erkrankungen und Störungen, kennen sich besonders gut mit der Behandlung mit Psychopharmaka aus und dürfen Patienten krankschreiben. Ganz wichtig ist auch, dass Psychiater etwaige körperliche Erkrankungen ausschließen können, die die gleichen Symptome wie psychische Störungen verursachen können, wie beispielsweise unbehandelte Diabetes, Schilddrüsenerkrankungen, Tumore oder einen starken Eisenmangel. Wenn Sie allerdings jemanden »zum Reden« suchen, sind Sie bei den anderen beiden Spezialisten möglicherweise besser aufgehoben – vor allem, wenn ein Psychiater beispielsweise gar nicht therapeutisch tätig ist oder ihm dank Kassenzulassung schlicht die Zeit für einstündige Therapiegespräche fehlt.

Auch bei den Heilpraktikern gibt es einen Ausbildungsweg in der Richtung der Psychotherapie. Heilpraktiker für Psychotherapie müssen allerdings kein Studium absolviert haben, sondern lediglich eine amtsärztliche Prüfung nach dem Heilpraktikergesetz ablegen. Sie dürfen aus diesem Grund auch nicht die Berufsbezeichnung »Psychotherapeut« führen. Daher empfiehlt es sich, zu schauen, ob und wenn ja, welche sonstigen Qualifikationen ein Heilpraktiker für Psychotherapie hat. Die Tatsache, dass Heilpraktiker für Psychotherapie in ihrer Methodenwahl frei sind, kann Vor- und Nachteile haben: Sie können dadurch einerseits sehr gezielt auf ihre Patienten eingehen, ihre Methoden müssen andererseits aber keine in anderen Bereichen vorgeschriebenen Standards erfüllen.

Darüber hinaus gibt es viele weitere Angebote wie psychologische Beratungen, Coachings oder Ähnliches, die für Patienten sicher in vielen Lebenslagen ihre Berechtigung haben und die den Patienten dabei helfen können, im Leben besser zurechtzukommen. Sie können als Unterstützung sehr wertvoll sein und neue Perspektiven eröffnen. Allerdings sollten sich Patienten im Vorfeld immer gründlich über diese Angebote und den jeweiligen Anbieter und dessen Qualifikationen informieren.

Und was ganz wichtig ist: Schwere Fälle psychischer Erkrankungen oder Störungen gehören immer in die Hände erfahrener medizinischer oder psychologischer Psychotherapeuten.

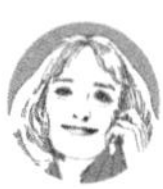

Das leuchtet mir ein. Wenn ich eine Operation am offenen Herzen vor mir habe, gehe ich damit ja auch zum Herzchirurgen, weil der nun mal der Fachmann ist. Nach Ihren Erläuterungen würde ich sagen, Ihr Patient ist bei »jemandem zum Reden« wohl am besten aufgehoben. Welche Art von Therapie kommt für ihn denn in Frage? Da gibt es heutzutage eine ganze Bandbreite, oder?

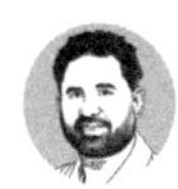

Zugelassene Therapieformen gibt es eine Menge. Die passende zu finden, ist oft gar nicht so einfach. Ein wesentliches Kriterium ist für die meisten Patienten, dass die Krankenkasse für die Kosten der Therapie aufkommt. Trägt die gesetzliche Krankenkasse die Kosten, hat das den Vorteil, dass Patienten davon ausgehen können, dass die Wirksamkeit der jeweiligen Therapieform anerkannt ist – was aber nicht den Umkehrschluss zulässt, dass alle anderen unwirksam sind. Beispielsweise übernehmen private Krankenversicherungen darüber hinaus die Kosten für einige Therapieverfahren, bei denen die gesetzlichen Krankenkassen (noch) nicht zahlen. Abhängig ist die Frage der Kostenübernahme zudem auch von der jeweiligen Qualifikation und

Zulassung des Therapeuten. Hier sollten sich Patienten im Vorfeld genau informieren.

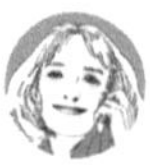

Informieren ist ohnehin das A und O. Und was sind die gängigsten Therapieformen?[81]

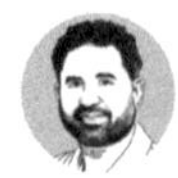

Da gibt es einmal die Psychoanalyse, bei der angenommen wird, dass Krankheitssymptome durch eine konflikthafte unbewusste Verarbeitung von Lebens- oder Beziehungserfahrungen verursacht werden, die früher oder später im Leben erworben wurden und Auswirkungen auf die Gegenwart haben. Die Psychoanalyse ist üblicherweise die längste und intensivste Therapieform, sie dauert mehrere Jahre und oft finden mehrere Sitzungen pro Woche statt. So hat der Patient ausreichend Zeit und Raum, seine verdrängten Gefühle, Erinnerungen und Beziehungsmuster zu erkennen und sich bewusst zu machen. Auf dieser Basis kann er in Zusammenarbeit mit dem Therapeuten lernen, sein eigenes Fühlen und Handeln zu verstehen und zu verändern.

In der tiefenpsychologisch fundierten Psychotherapie, die sich aus der Psychoanalyse entwickelt hat, gelten Krankheitssymptome als Folge von aktuellen oder in der Vergangenheit nicht bewältigten Konflikten oder Beziehungen, die das Leben des Patienten bestimmen. Diese Therapieform zielt darauf ab, die den aktuellen Symptomen zugrunde liegenden unbewussten Motive und Konflikte zu erkennen und zu bearbeiten. Durch das Erkennen der Zusammenhänge und Ursachen der Symptomatik kann der Patient mit Hilfe des Therapeuten lernen, sein Erleben und Verhalten neu zu gestalten.

Die (kognitive) Verhaltenstherapie beruht auf der Annahme, dass psychische Beschwerden aus bewussten und nichtbewussten Lernprozessen entstehen. Zu Beginn der Therapie erarbeiten Therapeut und Patient, welche Faktoren in der aktuellen oder vergangenen Lebensgeschichte und -situation des Patienten zur Symptomatik beitragen. Auf dieser Grundlage wird ein Therapieplan erstellt. So werden beispielsweise Patienten mit Angststörungen oder Zwängen therapeutisch angeleitet und motiviert, ihr Handeln, Denken und Fühlen aktiv zu verändern. Eine wichtige Ressource, die hierbei genutzt wird, sind die bereits vorhandenen Stärken und Fähigkeiten des Patienten.[81] In der Regel findet diese Therapieform als Kurzzeittherapie mit Gesprächen in wöchentlichem Rhythmus statt.

Die systemische Therapie beleuchtet psychische Störungen insbesondere vor dem Hintergrund von (familiären) Beziehungen und Strukturen, in denen sich die Person befindet und in deren Kontext die bestehende Problematik zu sehen ist.[82] Diese Beziehungsmuster und -prozesse sowie die Fähigkeiten und Kompetenzen des Patienten innerhalb seines Umfelds sollen identifiziert werden, um mit deren Hilfe Veränderungen anzustoßen und gesundheitsfördernde Lösungsansätze zu entwickeln. Bei dieser Therapieform können auch wichtige Bezugspersonen des Patienten, wie Lebenspartner oder Familienangehörige, einbezogen werden, um neue Interaktionsmuster zu erarbeiten.

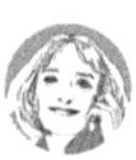

Können diese Therapieformen denn über die gesetzlichen Krankenkassen abgerechnet werden?

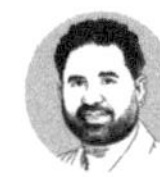

Bei den genannten Therapieformen ist das möglich. Es gibt darüber hinaus noch die Gesprächspsychotherapie, die in Deutschland heutzutage ebenfalls wissenschaftlich anerkannt ist. Aber während die gesetzlichen Krankenkassen hier (noch) nicht die Kosten übernehmen, kommen die meisten privaten Krankenversicherungen inzwischen für die Therapiekosten auf. Die Gesprächstherapie konzentriert sich, anders als die bisher angesprochenen Therapieformen, weniger auf die Probleme der Patienten, sondern vielmehr auf deren Entwicklungspotenzial. Der Ansatz beruht hierbei auf der Annahme, dass der Mensch ständig bestrebt ist, sich weiterzuentwickeln und an Herausforderungen zu wachsen.[83]

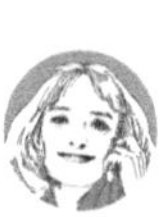

Ich sehe schon, da hat man als Patient wirklich eine ganze Menge Möglichkeiten. Und dabei haben wir Therapieansätze wie Hypnotherapie, Gestalttherapie oder Kunsttherapie noch nicht einmal angesprochen. Aber die würden für Ihren Patienten vermutlich auch nicht in Frage kommen. Wie hat er eigentlich einen geeigneten Psychotherapeuten für die Zeit nach der Reha gefunden?

Dabei konnten wir ihn in der Klinik schon unterstützen. Wenn man diese Hilfe aber nicht hat, ist es am einfachsten, direkt mit einem Psychotherapeuten Kontakt aufzunehmen, besonders, wenn man eine Empfehlung bekommen hat.

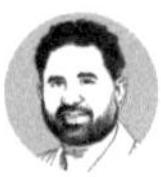

Und wenn nicht, hätte man früher vermutlich noch in die Gelben Seiten geschaut, um Psychotherapeuten in der Nähe zu finden. Heutzutage ist wohl eher das Internet die bevorzugte Quelle. Hier lohnt sich vermutlich auch ein Blick auf die Webseiten der Krankenkassen oder des Psychotherapie-Informationsdienstes[84].

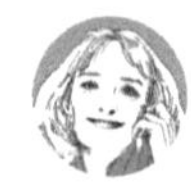

Definitiv. Man sollte aber bedenken, dass Therapeuten mit Kassenzulassung häufig lange Wartezeiten haben, teilweise bis zu sechs Monaten. Sinnvoll ist es, gleich bei mehreren Therapeuten anzuklopfen, da man so möglicherweise schneller an einen Termin kommt. Manchmal lohnt es sich auch, bei den Ausbildungsinstituten nachzufragen. Dort wird man zwar von einem Psychotherapeuten in Ausbildung betreut, aber der steht unter enger Supervision eines erfahrenen Therapeuten. Oder man wählt für den Einstieg erst mal den Weg zum Psychiater, denn durch den erhält man oftmals schneller einen Termin.

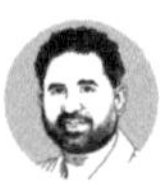

Soweit ich weiß, kann man auch bei mehreren Therapeuten kostenlose Kennenlerngespräche vereinbaren, um herauszufinden, welcher Therapeut zu einem passt. So kann man schauen, ob die Chemie stimmt.

Man kann sogar zwei bis vier kostenfreie Kennenlerngespräche, sogenannte probatorische Sitzungen, vereinbaren. Das ist ein enorm wichtiger Aspekt, denn ohne die nötige Vertrauensbasis kann eine Therapie nicht funktionieren. Wenn Patient und Therapeut aber entscheiden, dass sie zueinander passen, stellt der Therapeut einen Antrag bei der Krankenkasse und die Therapie kann beginnen.

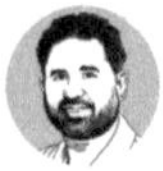

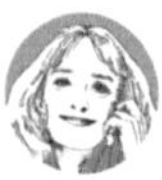

Und was mache ich, wenn meine Probleme so akut sind, dass ich nicht so lange auf einen Termin warten kann? Ihr Patient konnte vermutlich direkt nach der Reha in die Therapie starten, aber so kurzfristig funktioniert das ja normalerweise eher nicht.

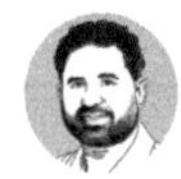

Den Vorteil hatte Phil in der Tat. Zum Glück gibt es aber auch für akute Fälle mehrere Anlaufstellen, die helfen können. Bei unmittelbarer Suizidgefahr, beispielsweise bei Freunden oder Angehörigen, wendet man sich am besten direkt an die 112 oder die Telefonseelsorge. Ansonsten kann man auch Ehe-, Familien- und Lebensberatungsstellen kontaktieren, das geht sogar anonym. Sie sind multiprofessionell besetzt und arbeiten kostenfrei. Darüber hinaus gibt es konfessionsgebundene Träger wie die Caritas oder die Diakonie und freie Träger, zu denen unter anderem der Kinderschutzbund und der Verband alleinerziehender Mütter und Väter e. V. (VAMV) zählen. Einen Beratungsführer mit einer Suche für nahegelegene Anlaufstellen findet sich auf der Webseite der Deutschen Arbeitsgemeinschaft für Jugend- und Eheberatung e. V. (DAJEB).

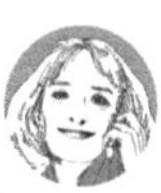

Ich muss gestehen, dass mir gar nicht bewusst war, wie viele verschiedene Möglichkeiten es gibt, psychotherapeutische Unterstützung zu erhalten. Da sollte für jeden etwas dabei sein! Und ich hoffe, dass auch Ihr Patient einen Therapeuten gefunden hat, bei dem für ihn die Chemie stimmt. Das Wichtigste ist schließlich, dass man ein gutes Vertrauensverhältnis zu dem Therapeuten aufbauen kann. Nur wenn das gegeben ist, kann man sich voll und ganz auf seine Arbeit einlassen.

Kapitel 25

Neulich in der Praxis: Warum sagt man eigentlich … mir stehen die Haare zu Berge?

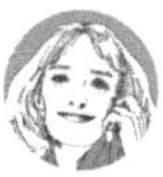

Was ist denn nun die Ursache dafür, dass uns manchmal die Haare zu Berge stehen? Gefühlsmäßig betrachtet sind es wohl Erschrecken oder Entsetzen, die eine solche Reaktion auslösen. Sprachgeschichtlich lässt sich die Redewendung jedenfalls schon in Vergils Aeneis (Buch II, V 774) finden, in der Aeneas über den Fall der Stadt Troja sagt: »Staunen ergreift mich; es sträubt sich mein Haar; es stockt mir die Stimme.« Auch in der Bibel taucht die Redewendung auf, genauer gesagt im alttestamentarischen Buch Hiob, Vers 4, 13-15: »Da ich Gesichte betrachtete in der Nacht, wenn der Schlaf auf die Leute fällt, da kam mich Furcht und Zittern an, und alle meine Gebeine erschraken. Und da der Geist an mir vorüberging[,] standen mir die Haare zu Berge an meinem Leibe.« Wirklich gebräuchlich ist die Redewendung aber erst seit dem Hochmittelalter.

Das passende Adjektiv dazu, also »haarsträubend«, ist deutlich jünger, das hat sich erst vor rund 200 Jahren im Sprachgebrauch etabliert. Mit diesem Adjektiv drücken wir also aus, dass eine Sache oder ein Ereignis so entsetzlich ist, dass sich uns deswegen die Haare sträuben. Aber warum tun sie das denn eigentlich, rein körperlich betrachtet?

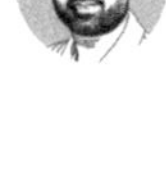

Das kennen Sie sicherlich aus dem Tierreich, denn dort sieht man es recht häufig. Bei Hunden und Katzen beispielsweise stellen sich die Nackenhaare auf, wenn sie ihrem Gegenüber drohen wollen. Sie wirken durch diese Art der Körpersprache größer und gefährlicher. Dieser Drohgebärde liegt ein einfacher biologischer Mechanismus zugrunde, an dem ebenfalls das vegetative Nervensystem beteiligt ist: Bei Gefahr zieht sich die Haut zusammen und die Blutgefäße verengen sich, um damit die Gefahr einer Blutung zu verringern, falls es zu einem Kampf und in der Folge zu einer Verletzung kommen sollte. Dieses Prinzip gilt auch für uns Menschen: Unsere Körperhaare richten sich auf und wir bekommen eine Gänsehaut. Bei unserer Kopfbehaarung ist dieser Effekt allerdings in der Regel nicht sichtbar, da bei den meisten von uns die Haare zu lang und zu schwer sind.

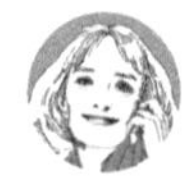

Biologisch gesehen beziehen sich »**Mir stehen die Haare zu Berge**« und »**Ich habe eine Gänsehaut**« also auf das gleiche Phänomen – aber was die Situationen angeht, in denen wir die Redewendungen aktiv verwenden, unterscheiden sie sich ganz erheblich!

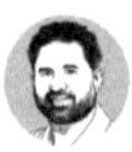

Wieso das denn?

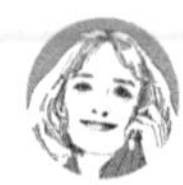

Weil sich unser Sprachgebrauch hier an unseren Gefühlen orientiert: Die Gänsehaut ist universeller einsetzbar. Dass wir eine Gänsehaut bekommen, sagen wir nicht nur bei negativen Empfindungen, also Sie beispielsweise, wenn Ihnen kalt ist, oder ich, wenn mir ein Tier mit acht Beinen über den Weg läuft. Im Gegenteil: Die Gänsehaut schleicht sich auch in unseren Sprachgebrauch, wenn wir anderen davon erzählen, dass wir beispielsweise ein wunderschönes Lied gehört oder einen Film gesehen haben, der uns sehr berührt hat. Auch solche Dinge können dafür sorgen, dass wir eine Gänsehaut bekommen, die wir dann aber als angenehm empfinden. Umgekehrt müsste es aber vermutlich schon ein Horrorfilm gewesen sein, damit Sie jemandem sagen, dass Ihnen dabei die Haare zu Berge gestanden haben, oder?

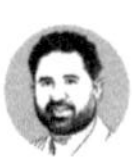

Hm, wo Sie das so sagen, muss ich Ihnen recht geben. Unsere Sprache ist und bleibt einfach faszinierend!

Kapitel 26
Wenn der Körper zum Übersetzer wird

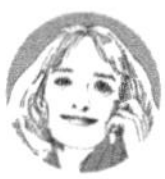

Für unsere nun hinter uns liegende sprachliche Reise durch den menschlichen Körper konnten wir selbstverständlich nur ein paar wenige Fälle im Detail schildern. Wir haben uns für diejenigen entschieden, bei denen uns der Zusammenhang zwischen unserer Sprache und den Vorgängen in unserem Körper besonders deutlich aufgefallen ist. Bei unseren Recherchen für dieses Buch sind wir jedoch auf eine ganze Menge weiterer Redewendungen gestoßen, die wir Ihnen nicht vorenthalten wollen. Deswegen haben wir noch einige dieser Redewendungen für Sie zusammengestellt und überlegt, was sie über unsere Beschwerden aussagen könnten. Natürlich können und wollen wir Ihnen aber auch hier keine abschließende Aufzählung präsentieren.

Zum Abschluss unserer Reise möchten wir Sie nun einladen, selbst in sich hineinzuhören und zu erspüren, was Ihr Körper Ihnen möglicherweise sagen möchte. Vielleicht haben Sie sich oder Menschen in Ihrem Umfeld in einem unserer Kapitel wiedererkannt, oder es fällt Ihnen in der folgenden Zusammenstellung die eine oder andere Körpermetapher auf, die für Sie ganz persönlich eine Bedeutung hat. Und wie wir schon mehrfach betont haben: Jeder Mensch ist anders. Wenn Ihnen als Patient oder als Arzt spontan eine ganz andere Redewendung in den Sinn kommt, scheuen Sie sich nicht, in dieser Richtung ein wenig nachzuforschen. Möglicherweise geht es Ihnen wie uns und es ergibt sich dadurch beim nächsten Mal nicht nur ein unterhaltsames, sondern auch ein erkenntnisreiches Gespräch.

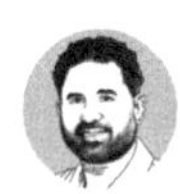

Wichtig ist, dass wir immer daran denken: Dort, wo unser Körper ohnehin eine Schwachstelle hat, nehmen wir Beschwerden am schnellsten wahr. Das ist jedoch bei jedem von uns eine andere Stelle. Diese Botschaften unseres Körpers sollten Patienten und Ärzte als Chance sehen. Durch aufmerksames Zuhören und gezieltes Hinterfragen können wir vielleicht gemeinsam eine neue Denkrichtung einschlagen und

kommen so den Ursachen auf die Schliche. Ich bin mir sicher, dass wir Ärzte unseren Patienten auf diese Weise einen Teil ihrer Ängste nehmen können.

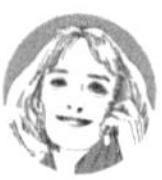

Dann lassen Sie uns doch mal schauen, welche Redewendungen wir noch so haben und was wir jeweils damit verbinden. Vielleicht nehmen wir als Ausgangspunkt die Beschwerdebilder, mit denen Patienten häufig einen Arzt aufsuchen.

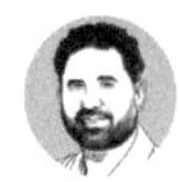

Ein sehr häufig vorkommendes Beschwerdebild sind **Kopfschmerzen**. Die Ursachen hierfür sind genauso facettenreich wie die Beschwerden an sich; aber inwiefern ist denn unser Sprachgebrauch in dieser Hinsicht Kopfsache?

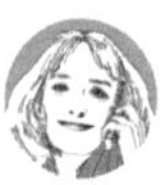

Nun ja, ich könnte vor einer Aufgabe stehen, die dafür sorgt, dass **mir der Kopf raucht.** Es könnte aber auch sein, dass ich fassungslos bin und mir **etwas einfach nicht in den Kopf will.** Umgekehrt könnte es Dinge geben, die mir **im Kopf herumschwirren** oder mir einfach **nicht mehr aus dem Kopf gehen** und mir **Kopfzerbrechen bereiten**, wenn ich aus meinem Gedankenkarussell nicht herauskomme. Habe ich zu viele Baustellen in meinem Leben, **weiß ich vielleicht nicht, wo mir der Kopf steht,** und ich habe das Gefühl, dass mir alles **über den Kopf wächst.** Hier gibt es sprachlich betrachtet sogar eine gewisse Steigerung: Zunächst **raucht mir der Kopf**, dann habe ich das Gefühl, **mein Kopf platzt gleich**, und schließlich fühle ich mich sogar **kopflos**. Wenn jemand wütend auf mich ist, habe ich vielleicht das Gefühl, dass er mir **den Kopf abreißen** möchte, weshalb ich lieber **den Kopf einziehe** oder mich **vor den Kopf gestoßen** fühle. Es könnte allerdings auch sein, dass ich vor einer Herausforderung stehe, bei der ich **meinen Kopf durchsetzen** oder **mit dem Kopf durch die Wand** muss, was ich mir ebenfalls beides sehr schmerzhaft vorstelle. Scheitere ich mit meinem Vorhaben und muss mir mein Ziel **aus dem Kopf schlagen**, sollte ich deswegen nicht **den Kopf hängen lassen.** Den **Kopf in den Sand zu stecken,** hilft üblicherweise auch nicht weiter. Auf jeden Fall sollte ich dafür sorgen, dass ich nicht **den Kopf hinhalten** muss, wenn mich an einer Misere gar keine Schuld trifft.

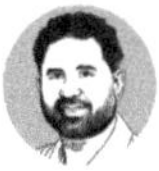

Hut ab, unser Kopf ist in unserem Sprachgebrauch wirklich sehr präsent! Da grenzt es schon fast an ein Wunder, dass wir uns nicht ständig **um Kopf und Kragen reden** ...

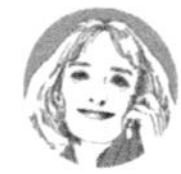

Der Kragen ist ein gutes Stichwort. Ich könnte mir gut vorstellen, dass fiese **Halsschmerzen** die Folge sind, wenn wir uns über eine Sache dermaßen aufregen, dass uns **der Kragen platzt** oder wir **halsstarrig** auf unser Recht pochen. Wie es sich anfühlt, wenn ein anderer Mensch einfach **nicht unsere Kragenweite** ist, weiß vermutlich jeder. Vielleicht **hängt uns** eine lästige Situation aber auch so richtig **zum Hals heraus.** Da kann es schon einmal vorkommen, dass uns das **Wort im Halse stecken bleibt** oder wir einen **Kloß im Hals** haben. In solch einem Fall ist es sogar denkbar, dass es **uns die Sprache verschlägt**.

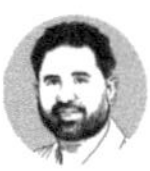

Und wenn wir eine Enge im Hals spüren, wirkt sich das auch meistens auf die **Atmung** aus. Wenn meine Patienten beispielsweise erzählen, dass sie Schwierigkeiten haben, Luft zu holen, frage ich sie, ob es etwas in ihrem Leben gibt, das ihnen **die Luft zum Atmen nimmt,** und wir überlegen, aus welchem Grund ihnen **der Atem stocken** könnte.

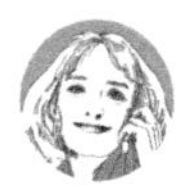

Es könnte also durchaus sein, dass ich als Patient feststelle, dass eine Situation mich **erdrückt**, ein Problem mich **bedrückt** oder ich mich beispielsweise durch einen anderen Menschen **eingeengt** oder **in die Enge getrieben** fühle. All dies könnte dazu führen, dass mir **die Luft wegbleibt**.

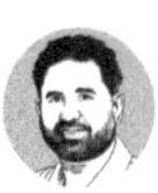

Gerade bei unseren Patienten mit **Skoliose** sind Atembeschwerden ein häufiges Beschwerdebild. Wir können leider immer wieder beobachten, dass es zu einem massiven Skolioseschub kommt, wenn im Leben der Patienten etwas **aus dem Lot gerät**, sie das Gefühl haben, sich in einer bestimmten Situation **verbiegen** zu müssen, um die Erwartungen anderer erfüllen zu können, oder ihnen vorgeworfen wird, sie hätten **kein Rückgrat**.

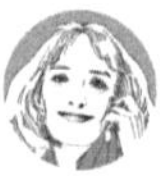

Da kann ich Ihren Patienten nur von ganzem Herzen wünschen, dass sie Menschen im Familien- und Freundeskreis haben, die ihnen **den Rücken stärken** oder ihnen **den Rücken freihalten,** wenn es hart auf hart kommt, damit sie wieder aufrecht durchs Leben gehen können. Gerade **Rückenschmerzen** sind ja die Volkskrankheit Nummer 1 und ein Bandscheibenvorfall ist für uns Patienten eine gefürchtete Diagnose.

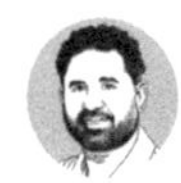

Dann sollten Sie dafür sorgen, dass niemand **an Ihren Nerven zerrt.** Denn ansonsten werden Ihnen Ihre Bandscheiben in der Tat gehörig **auf die Nerven gehen.** Manchmal braucht man **Nerven wie Drahtseile**, um emotionale Angriffe abwehren zu können. Da ist ein **gutes Nervenkostüm** Gold wert, sonst enden Sie als **reines Nervenbündel**. Wenn Ihnen beispielsweise ein Kollege **den letzten Nerv raubt** oder seine Kritik bei Ihnen **einen Nerv trifft**, ist es nicht abwegig, dass Ihre Nerven auch im wortwörtlichen Sinne darunter leiden.

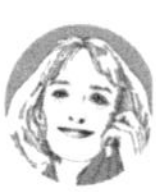

Oftmals sind es dann Familie und Freunde, denen es **das Herz zerreißt**, wenn sie ihre Liebsten leiden sehen müssen. Dass so etwas zu ernstzunehmenden **Herzbeschwerden** führen kann, dafür braucht es beim besten Willen kein Übermaß an Fantasie. Uns wird aber auch in anderen Situationen **das Herz schwer**, zum Beispiel wenn wir Abschied nehmen müssen. Oder es ist denkbar, dass uns eine falsche Bemerkung **mitten ins Herz trifft.** Da kann unser Herz schon mal **ins Stolpern** oder gar **ins Stocken geraten**.

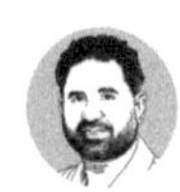

Letzteres kann auch passieren, wenn wir aufgeregt sind, also beispielsweise in einer Prüfungssituation. In solchen Situationen sind **Magenschmerzen** ebenfalls ein gängiges Phänomen. Wenn die Aufregung noch nicht allzu schlimm ist, haben wir lediglich ein **flaues Gefühl im Magen**, doch wenn uns die Situation so richtig **auf den**

Magen schlägt, kann es sogar vorkommen, dass sich **uns der Magen umdreht**. Und auch wenn er das aus medizinischer Sicht natürlich nicht wortwörtlich tut, ist allein der Gedanke daran schon äußerst unangenehm.

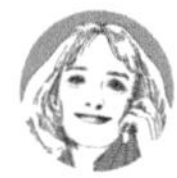

Stimmt, schon allein die Vorstellung **liegt mir schwer im Magen.** Gerade wenn ich beispielsweise bei einem Vortrag improvisieren muss, habe ich hin und wieder das Gefühl, dass mir die Situation aufgrund meiner Aufregung **entgleitet**.

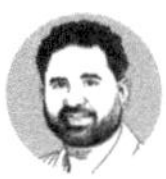

Ich halte es für vorstellbar, dass wir in solch einem Moment **Schmerzen an den Händen** spüren. Das gilt auch, wenn wir eine Situation **nicht im Griff haben,** jemanden **nicht loslassen** oder etwas **nicht aus der Hand geben können**. Vielleicht sind uns aber auch **die Hände gebunden** und wir sind verzweifelt, weil wir eine unschöne Entwicklung hilflos mit ansehen müssen. Wir können womöglich **nicht fassen**, dass es so weit gekommen ist, und es ist für uns **unbegreiflich**.

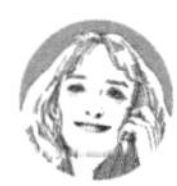

So etwas kann uns aber auch **aus dem Tritt** oder **ins Straucheln bringen** – was mit **Schmerzen in den Beinen oder Füßen** einhergehen kann. Wer sich ein Bein ausreißt, nur um letztlich doch zu scheitern, kann davon möglicherweise ein Lied singen. Hin und wieder **stolpern** wir aber auch **über unsere eigenen Füße**. Es kann manchmal recht lange dauern, bis wir nach einem Rückschlag **wieder auf die Beine kommen** und **mit beiden Füßen fest im Leben** stehen. Um von Neuem **Fuß zu fassen**, brauchen wir gelegentlich Hilfe. Am besten von guten Freunden, die jederzeit zu uns stehen und uns **auf Schritt und Tritt begleiten**.

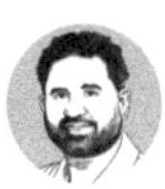

So wie Sie, liebe Leserinnen und Leser, uns bis hierher durch dieses Buch begleitet haben. Wir freuen uns, dass Sie mit uns diesen kurzen Streifzug durch unsere gesammelten Redewendungen unternommen haben und hoffen, dass Sie an der einen oder anderen Stelle hellhörig geworden sind. »Moment mal, ich hatte doch neulich diese fiesen

Kopfschmerzen ...« Das kommt Ihnen bekannt vor? Dann sollten Sie dieses Buch jetzt unbedingt zuklappen und herausfinden, was Ihnen **Kopfzerbrechen** bereitet hat!

Kapitel 27
1:0 für Sie!

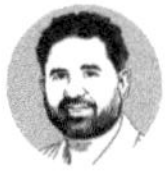

Liebe Leserinnen und Leser, wir wissen nicht, wir Ihr Lebens-Match bisher gelaufen ist. Aber wenn Sie das Gefühl haben, dass Sie irgendwie ins Hintertreffen geraten sind, ist es vielleicht an der Zeit, den einen oder anderen Spieler auszuwechseln oder in eine andere Richtung zu lenken. Möglicherweise gelingt es Ihnen aber nicht alleine, das Spiel zu drehen. Das ist keine Schande, denn jeder erstklassige Spieler braucht einen brillanten Coach und jeder noch so talentierte Coach braucht einen gewitzten Co-Trainer. Schließlich hätten auch überragende Spieler wie Uwe Bein und Co. ohne den Input ihrer Mentoren ihr Potenzial nie voll ausschöpfen können. Scheuen Sie sich daher nicht, professionelle Hilfe zu suchen und in Anspruch zu nehmen. Schließlich würden Sie ja auch einen Unfallchirurgen – also einen Körperspezialisten – aufsuchen, wenn Sie sich ein Bein gebrochen haben.

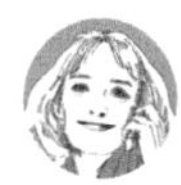

Wir würden uns freuen, wenn Ihnen dieses Buch dabei hilft, wieder auf die Beine zu kommen, falls Ihnen tatsächlich etwas oder jemand den Boden unter den Füßen weggezogen hat. Wir wünschen Ihnen, dass Sie mit beiden Beinen fest und sicher im Leben stehen. Bringen Sie Ihren inneren Zehner in Stellung und sorgen Sie dafür, dass Sie im Spiel des Lebens mit seiner Hilfe wieder die Oberhand gewinnen. Wir sagen nicht, dass das einfach ist. Und wahrscheinlich auch nicht immer angenehm, da es sehr viel Überwindung kostet, die eigene Komfortzone zu verlassen. Aber auch ein begabter Zehner muss kontinuierlich trainieren, an seine Grenzen gehen und über sich hinauswachsen, um Spitzenleistungen zu bringen. Das schafft er nur, wenn er an sich glaubt und daran, dass er mit jeder Trainingseinheit besser wird. Und jeder, wirklich jeder, kann besser werden. Jeder kann sich ändern.

Ein Beispiel: Keiner von uns konnte lesen und schreiben, als er in die Schule kam. Hätten wir damals, in der ersten Klasse, mit sturer Vehemenz behauptet, dass wir niemals lesen und schreiben lernen würden, nie, nie, nie, weil wir eben so sind, wie wir sind, und jeder ja auch sieht, dass wir es nicht können, dann hätten wir das tatsächlich wohl nie gemeistert. Aber das haben wir. Schritt für Schritt, Klasse für Klasse. Wir haben Radfahren gelernt, Rechnen, Fremdsprachen, Autofahren. Gelungen ist uns das durch beharrliches Üben und weil wir darauf vertraut haben, dass wir uns ändern und weiterentwickeln können, dass wir lernen können und dass wir nicht nur im körperlichen Sinne wachsen können. Genau dieses Vertrauen in uns selbst und in unsere ureigenen Fähigkeiten brauchen wir, wenn wir vor einer Aufgabe stehen, die uns unlösbar erscheint.

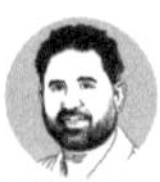

Die eigene Heilung ins Rollen zu bringen ist nicht immer einfach. Einen Anfang können Sie jedoch machen, indem Sie Ihre Beschwerden zunächst einmal hinterfragen:

- Haben Sie bereits viele verschiedene Spezialisten aufgesucht, die jedoch keine konkrete organische Ursache für Ihre Beschwerden gefunden haben?
- Haben Sie bereits viele verschiedene Diagnosen erhalten, deren jeweilige Behandlung jedoch nicht zu einer nachhaltigen Besserung geführt hat?
- Auch hochdosierte Schmerzmedikamente führen nicht zu einer Linderung Ihrer Beschwerden?
- Ihre Beschwerden verschlimmern sich immer weiter und keine Therapie schlägt an?

Wenn Sie diese Fragen überwiegend mit »Ja« beantworten können, könnte es eine gute Idee sein, Ihren Blick einmal über den organischen Tellerrand hinaus zu lenken und sich zu fragen, ob Sie psychischen Belastungen ausgesetzt sind, die einer Heilung oder nachhaltigen Besserung im Weg stehen. In diesem Fall können Ihnen unsere Redewendungen vielleicht als erste Hinweise dienen.

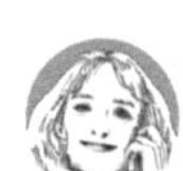

Wichtig ist, dass Sie achtsam mit sich selbst umgehen und Sie dafür sorgen, dass Ihr parasympathischer Zehner wieder für innere Ruhe sorgen kann. Die vier Säulen der psychosomatischen Gesundheit[85] können Sie selbst stärken und fördern: Selbstberuhigung zu lernen und sich selbst ein Freund sein zu können, ist ebenso wichtig, wie gute Beziehungen zu anderen zu pflegen und eine erfüllende Aufgabe zu finden.

Was wir uns außerdem immer mal wieder ins Gedächtnis rufen sollten: Wir müssen nicht perfekt sein, wir dürfen Fünfe auch mal gerade sein lassen. Wenn wir uns ein paar Minuten verspäten oder das Essen nicht eines Sternekochs würdig ist, geht davon die Welt nicht unter – das sollten wir nicht vergessen. Und wenn wir merken, dass wir irgendeine Herausforderung in unserem Leben nicht alleine meistern können, dürfen wir uns Hilfe und Unterstützung holen: von Freunden, der Familie oder eben von Experten für die Psyche. Darin liegt unsere wahre Stärke.

In diesem Sinne hoffen wir, dass wir Ihnen, liebe Leserinnen und Leser, mit unseren Einblicken in Körper und Psyche ein paar Anregungen gegeben haben, wie Sie Ihr inneres Gleichgewicht wiedererlangen und Ihre ureigenen Heilkräfte reaktivieren können. Geben Sie sich einen Ruck und Ihrem Zehner die Chance, wieder die Zügel in die Hand zu nehmen und Ihre Mannschaft aus Gehirn und Gedanken, Knochen und Muskeln, Nerven und Sehnen, Organen und Hormonen erfolgreich ans Ziel zu bringen. Wie auch immer Ihr ganz persönliches Ziel aussehen mag.

Glossar

cranial

Der Begriff leitet sich vom lateinischen *cranium* (Schädel) ab und gibt die anatomische Richtung »zum Kopf hin« oder »nach oben« an.

Etymologie

Etymologie ist ein Zweig der Sprachwissenschaft, der die Herkunft, Bedeutung und Entwicklung von Wörtern erforscht. Das Wort selbst setzt sich zusammen aus dem altgriechischen *etymos* (wahrhaftig, echt) und *lógos* (Wort, Lehre).

Gynäkologie

Dem griechischen *gynaikos* (Frau) verdanken wir den medizinischen Fachbegriff für die Frauenheilkunde. Hier stehen die weiblichen Sexual- und Fortpflanzungsorgane im Mittelpunkt beziehungsweise die Entstehung, (Früh-)Erkennung, Behandlung und Verhütung entsprechender Erkrankungen.

Herzfrequenzvariabilität

Unser Herz schlägt nicht immer im gleichen Rhythmus, das heißt die Zeit zwischen zwei aufeinanderfolgenden Herzschlägen ist selbst im Ruhezustand unterschiedlich. Als Herzfrequenzvariabilität (englisch *heart rate variability*, HRV) bezeichnen Mediziner daher die natürlichen Abweichungen in den Zeitspannen zwischen zwei Herzschlägen. An der Herzfrequenzvariabilität lässt sich ablesen, wie gut ein Organismus in der Lage ist, die Herzfrequenz der jeweiligen Situation anzupassen: Je größer die Variabilität der Herzfrequenz, desto anpassungsfähiger ist der Organismus. Ist der Mensch jedoch chronischen Belastungen ausgesetzt, ist die Herzfrequenzvariabilität aufgrund der dauerhaften Anspannung oftmals reduziert.

Homöostase

Der Begriff bezeichnet in der Medizin das Gleichgewicht der physiologischen Körperfunktionen. Damit ist gemeint, dass sich beispielsweise Blutdruck, Körpertemperatur und andere Funktionen in einem stabilen Verhältnis zueinander befinden.

innervieren

Mediziner sprechen von »innervieren«, wenn sie sich auf die Versorgung von Organen durch die Nerven beziehen.

Nephrologie

Dieses Teilgebiet der Inneren Medizin beschäftigt sich mit Nierenerkrankungen und deren Prävention. Das Wort Nephrologie hat seinen Ursprung im Altgriechischen und bedeutet »Nierenlehre«.

Neuroprothetik

Der Fokus der Neuroprothetik liegt auf der Entwicklung und Anwendung elektronischer Implantate, mit denen geschädigte Nervenfunktionen ganz oder teilweise wieder hergestellt werden können. Diese Implantate werden als Neuroprothesen bezeichnet.

Osteopathie

Die Osteopathie ist im Bereich der Alternativmedizin angesiedelt. Hier geht es darum, das Gleichgewicht gestörter Körperfunktionen durch manuelle Behandlungen wieder herzustellen. Seinen Ursprung hat das Wort im Griechischen und setzt sich zusammen aus *osteon* (Knochen) und *pathos* (Leiden).

Parasympathikus

Der Parasympathikus ist einer der beiden Hauptbestandteile des vegetativen Nervensystems und gilt allgemein als Gegenspieler des Sympathikus. Der Parasympathikus wird auch Ruhe- oder Erholungsnerv genannt, da er insbesondere dafür sorgt, dass wir uns regenerieren und unser Stoffwechsel funktioniert (*rest and digest*).

Parömiologie

Parömiologie bezeichnet die Sprichwortkunde und leitet sich aus dem Griechischen ab, wobei *paroimia* so viel wie Sprichwort oder Gleichnis bedeutet und *lógos* in etwa Wort oder Lehre.

Polyvagaltheorie

Theorie von Stephen Porges, nach der der Vagusnerv in einen vorderen (ventralen) und einen hinteren (dorsalen) Ast unterteilt wird.[86]

Positive Psychologie

Positive Psychologie erforscht die positiven Aspekte des menschlichen Lebens. Sie ergründet, welche Faktoren ausschlaggebend dafür sind, dass das Leben als lebenswert empfunden wird und welche Eigenschaften und Bedingungen für Wohlbefinden und Zufriedenheit gegeben sein müssen. Ziel ist es, auf dieser Grundlage Strategien zu ermitteln, mit deren Hilfe die Lebensqualität gesteigert werden kann.[87]

Positive Psychotherapie

Dieses Verfahren basiert auf der Tiefenpsychologie und wurde Anfang der 1970er-Jahre von dem deutsch-iranischen Arzt und Psychotherapeuten Prof. Dr. med. Nossrat Peseschkian et al. entwickelt. Der positiven Psychotherapie liegen ein humanistisches Menschenbild und ein psychodynamisches Krankheitsverständnis zugrunde. Bei diesem

Verfahren wird konfliktzentriert, interdisziplinär und ressourcenorientiert mit den Patienten gearbeitet.[88]

Prävention

Das Wort Prävention hat seinen Ursprung im lateinischen *praevenire* für »zuvorkommen« oder »verhüten«. Im Gesundheitswesen dient Prävention als Oberbegriff für alle Maßnahmen und Aktivitäten, die dazu dienen, Krankheiten oder gesundheitlichen Schädigungen vorzubeugen und das Entstehungsrisiko zu verringern.

Proktologie

Der Begriff leitet sich aus dem altgriechischen πρωκτός prōktós für »After« oder »Steiß« ab. Die Proktologie ist ein Teilgebiet der Medizin, das sich mit Erkrankungen des Enddarms befasst.

Psychosomatik

Die Lehre der Psychosomatik bezieht sich auf den Zusammenhang, der zwischen somatischen, also körperlichen Störungen und der Psyche besteht. Körper und Psyche stehen in einer Wechselbeziehung zueinander und beeinflussen sich gegenseitig: Leidet der Körper, leidet auch die Psyche, und umgekehrt können auch psychische Erkrankungen körperliche Beschwerden hervorrufen.

Redewendung

Als Redewendung wird eine veränderbare, nicht feststehende sprachliche Wendung bezeichnet, die der jeweiligen Redesituation angepasst werden kann.

Skoliose

Bei der Skoliose handelt es sich um eine Verkrümmung der Wirbelsäule. Die Wirbelsäule weicht dabei zur Seite von der Längsachse ab und es kommt zu einer Rotation und Verdrehung der Wirbelkörper.

Somatisch

Der Begriff leitet sich vom griechischen *soma* ab, was auf Deutsch »Körper« bedeutet. In der medizinischen Fachsprache spricht man von »somatisch«, wenn es um rein körperliche oder organische Krankheiten geht.

Sprichwort

Unter einem Sprichwort versteht man eine im Laufe von Jahrzehnten oder gar Jahrhunderten entstandene, kurze und einprägsame Lebensweisheit, die oftmals in Reimform überliefert ist.

Sympathikus

Der Sympathikus ist Teil des vegetativen Nervensystems und Gegenspieler des Parasympathikus. Er ist für die Steuerung unserer Organe im Hinblick auf eine Situation der Anspannung oder Anstrengung verantwortlich. Dabei ist es unerheblich, ob die Situation körperlich anstrengend ist, wie etwa beim Sport, oder ob es sich um eine empfundene Belastung handelt. Der Sympathikus sorgt dafür, dass unser Organismus in der Lage ist, die Anstrengung zu bewältigen, und versetzt ihn in Kampf- oder Fluchtbereitschaft (*fight or flight*): Unter anderem werden die Atmung beschleunigt, der Blutkreislauf optimiert und Stresshormone wie Adrenalin und Noradrenalin ausgeschüttet.

Vagusnerv

Der Vagusnerv ist der zehnte Hirnnerv des Menschen. Er zählt zum vegetativen Nervensystem, genauer gesagt, zum Parasympathikus. Das Wort leitet sich von dem lateinischen *vagari* ab und bedeutet umherstreifen.

Vegetatives Nervensystem

Das vegetative Nervensystem wird auch viszerales Nervensystem, Vegetativum oder auch autonomes Nervensystem genannt, da es nicht unserem Willen unterliegt, sondern ohne unser bewusstes Eingreifen arbeitet. Es ist zuständig für lebenswichtige Funktionen in unserem Körper wie Atmung, Herzschlag, Verdauung und Stoffwechsel.

Danke!

Viele Personen, allen voran unsere Familien und Freunde, haben dazu beigetragen, dass dieses Buch entstehen konnte. Sie haben durch freundschaftlichen Zuspruch und Motivation dafür gesorgt, dass wir unser Ziel nie aus den Augen verloren haben. Sie waren jederzeit bereit, uns zu unterstützen – was oftmals auch bedeutete, auf uns zu verzichten, da uns häufig die Zeit für Privates fehlte. Bei ihnen allen möchten wir uns von ganzem Herzen bedanken.

Darüber hinaus danken wir dem Mentoren-Media-Verlag für seine professionelle Begleitung bei der Veröffentlichung dieses Buches.

Nicht zuletzt geht unser Dank an unsere Testleser und alle Patienten, die uns mit ihren Geschichten, konstruktiver Kritik und immer neuen Denkanstößen versorgt und dadurch vorangetrieben haben.

Quellenangaben

1. Röhrich L., Mieder W. *Sprichwort* (Sammlung Metzler), Vol. 154. J.B. Metzler, Stuttgart; 1977.

2. Seidl H. A. *Medizinische Sprichwörter – Das große Lexikon deutscher Gesundheitsregeln.* Wissenschaftliche Buchgesellschaft, Darmstadt; 2010.

3. Schmauks D. *Körpermetaphern und Organsprache: zwischen Linguistik und Psychosomatik.* Universität des Saarlandes, Fachrichtung Philosophie. Saarbrücken; 1998.

4. Vgl. Zabar O., Lichtenberg D., Groneberg D., Ohlendorf D. *Vergleich einer verhaltensmedizinisch-orthopädischen Rehabilitationmit einer klassisch-orthopädischen Rehabilitation unter besonderer Berücksichtigung der Faktoren psychische Komorbidität, Geschlecht, Erwerbsstatus neben der orthopädischen Hauptdiagnose – eine retrospektive Kohortenstudie.* Wiener Medizinische Wochenschrift, Wien; 2021.

5. Walter R. *Psychosomatik: Redewendungen als Schlüssel zur Diagnose.* Der Standard. https://www.derstandard.at/story/1358305765046/psychosomatik-redewendungen-als-schluessel-zur-diagnose. Veröffentlicht 2013. Besucht am 27.01.2024.

6. Pfitzer T. *Kiefer gut, alles gut: Das Übungsprogramm gegen CMD, die wahre Ursache von Zähneknirschen, Kopfschmerzen, Nackenverspannungen, Tinnitus und Co.* Riva Verlag, München; 2018.

7. Baumgart N., Schmidt M. *Wie der Zehner ausstirbt und doch weiterlebt – eine Spurensuche.* Olympia-Verlag, Kicker. https://www.kicker.de/wie-der-zehner-ausstirbt-und-doch-weiterlebt-eine-spurensuche-789136/artikel. Veröffentlicht 2020. Besucht am 27.01.2024.

8. Vgl. Kastenberger R. (M.Sc.) *Welche Bedeutung hat der Vagusnerv für Gesundheit und Krankheit?* https://www.jameda.de/gesundheit/psyche-nerven/der-vagus-nerv-und-seine-bedeutung-fuer-die-gesundheit/. Veröffentlicht 2017. Besucht am 27.01.2024.

9. Vgl. Beckedorf D., Müller F. *Enrico Caruso, Alfred Tomatis und die moderne Neurobiologie – prosoziales Hören, ruhiger Herzschlag und gelingende Kommunikation.* Schweizerische Zeitschrift für Ganzheitsmedizin / Swiss Journal of Integrative Medicine, Freiburg; 2014; 26(3):156-161.

10. Vgl. Vickhoff B., Malmgren H., Aström R. et al. *Music structure determines heart rate variability of singers.* Frontiers in psychology; Frontiers, Lausanne; 2013.

11. Vgl. Hasler G. (Prof. Dr.) *Wie der Darm die Psyche beeinflusst.* https://youtu.be/7V2hCNiGh64. Veröffentlicht 2021. Besucht am 27.01.2024.

12. Peseschkian N. *Wenn du willst, was du noch nie gehabt hast, dann tu, was du noch nie getan hast: Geschichten voll Weisheit und Wärme,* Verlag Herder, Freiburg; 2020.

13. Vgl. Adam M. *Die UNANI-Medizin.* https://youtu.be/bEELKCwiA1Y. Veröffentlicht 2019. Besucht am 27.01.2024.

14. Vgl. Tawakol A. et al. *Relation between resting amygdalar activity and cardiovascular events: a longitudinal and cohort study.* The Lancet; Elsevier, Amsterdam; 2017.

15. Vgl. Schmidt W. *Dicker Hals und kalte Füße: Was Redensarten über Körper und Seele verraten - Eine heitere Einführung in die Psychosomatik.* Gütersloher Verlagshaus, Gütersloh; 2011.

16. Vgl. Phraseo. *Etwas in den falschen Hals bekommen.* https://www.phraseo.de/phrase/etwas-in-den-falschen-hals-bekommen/. Veröffentlicht 2020. Besucht am 27.01.2024.

17. Pfeifer W. *Etymologisches Wörterbuch des Deutschen.* Deutscher Taschenbuch Verlag, München; 1997.

18. Dudenredaktion. *Reden gut und richtig halten! Ratgeber für wirkungsvolles und modernes Reden.* Dudenverlag, Mannheim, Leipzig, Wien, Zürich; 2000.

19. Vgl. Röhrich L. *Lexikon der sprichwörtlichen Redensarten.* Vol 1-5. Verlag Herder, Freiburg; 2001.

20. Vgl. Kuntz B., Hoebel J., Fuchs J., Neuhauser H., Lampert T. *Soziale Ungleichheit und chronische Rückenschmerzen bei Erwachsenen in Deutschland.* Bundesgesundheitsblatt - Gesundheitsforschung – Gesundheitsschutz. Springer-Verlag, Berlin; 2017; 60(7):783-791.

21. Vgl. Ossendorf A. *Krankheitskostenanalyse bei Patienten mit chronischen Rückenschmerzen*; Leibniz Information Centre for Economics, Kiel, Hamburg; 2020.

22. Vgl. Kohlmann T. *Die Chronifizierung von Rückenschmerzen.* Bundesgesundheitsblatt - Gesundheitsforschung – Gesundheitsschutz. Springer-Verlag, Berlin; 2003; 46(4):327-335.

23. Vgl. Winterthur K. *Achilles – der fast unverwundbare Heros.* https://www.ksw.ch/storys/achilles-der-fast-unverwundbare-heros/. Veröffentlicht 2021. Besucht am 21.04.2024.

24. Vgl. Ritscher E. *Siegfried verwundbar?* https://www.worms-erleben.de/erleben/erleben-und-feiern/kultur/Geschichte/anekdoten/siegfried_verwundbar.php. Veröffentlicht 2014. Besucht am 21.04.2024.

25. Peseschkian N. *Die Traumatisierung*. https://youtu.be/Iet5fW3RY-Eg. Veröffentlicht 2010. Besucht am 27.01.2024.

26. Hempel A. *Wir brauchen schöne Gefühle zum Überleben*. Podcast. Abgerufen unter: https://www.ivoox.com/wir-brauchen-schone-gefuhle-zum-uberleben-prof-audios-mp3_rf_66084491_1.html. Veröffentlicht 2021. Besucht am 27.01.2024.

27. Vgl. Pieper K. *Alte Geste des Glückwünschens – Warum drückt man die Daumen?* https://www.n-tv.de/wissen/frageantwort/Warum-drueckt-man-die-Daumen-article21168591.html. Veröffentlicht 2019. Besucht am 27.01.2024.

28. Paál G. *Warum drücken wir »die Daumen«?* https://www.swr.de/wissen/1000-antworten/kultur/warum-druecken-wir-die-daumen-100.html. Veröffentlicht 2020. Besucht am 27.01.2024.

29. Vgl. Golluch N., Buckard J. *Endlich nicht mehr nur Bahnhof verstehen, sondern wissen, wo der Hase im Pfeffer liegt: Das Redewendungen-Erklärungsbuch*. Riva Verlag, München; 2016.

30. Vgl. Richter C. *Daumen drücken: Bedeutung, Ursprung und Synonyme*. https://www.giga.de/ratgeber/specials/daumen-druecken-bedeutung-ursprung-und-synonyme/. Veröffentlicht 2016. Besucht am 27.01.2024.

31. Vgl. Essig R.-B. *Hand aufs Herz: Redensarten von Kopf bis Fuß und ihre wunderbaren Geschichten*. Bibliograph. Instit. GmbH; Berlin; 2020.

32. Fontane T. *Theodor Fontane - Briefe an seine Familie*. Vol 2. Outlook Verlag, Frankfurt; 2022.

33. Vgl. Redensarten-Index. Eintrag *»Jemanden in die Enge treiben«*. In: Redensarten-Index; https://www.redensarten-index.de/suche.

php?suchbegriff=jemanden+in+die+Enge+treiben&bool=relevanz&gawoe=an&sp0=rart_ou. Veröffentlicht o. J. Besucht am 27.01.2024.

34. Heinl H., Heinl P. *Körperschmerz – Seelenschmerz: die Psychosomatik des Bewegungssystems. Ein Leitfaden.* Kösel Verlag, München; 2004.

35. Maio G., Paluch S. *Kommunikation wirkt – Das Gespräch als Basis des Heilens.* Podcast. Abgerufen unter: https://www.swr.de/swr2/leben-und-gesellschaft/broadcastcontrib-swr-16562.html. Veröffentlicht 2019. Besucht am 27.01.2024.

36. Frerichs T. *Bekannte Texte predigen: Gelassenheitsgebet von Reinhold Niebuhr.* In: *Pastoralblätter.* Verlag Herder, Freiburg; 2021.

37. Vgl. Offenberger M. *Killer-Naturen.* https://sz.de/1.595059. Veröffentlicht 2008. Besucht am 27.01.2024.

38. Vgl. Redensarten-Index. Eintrag *»Genick«.* In: *Redensarten-Index;* https://www.redensarten-index.de/suche.php?suchbegriff=Genick&bool=relevanz&gawoe=an&sp0=rart_ou. Veröffentlicht o. J. Besucht am 27.01.2024.

39. Vgl. Haas A. *Die Auswirkungen von Stressbelastung auf Faszien - angepasste Behandlungstechniken.* https://www.gruene-masseurinnen.at/die-auswirkungen-von-stressbelastung-auf-faszien-angepasste-behandlungstechniken-andreas-haas/. Veröffentlicht 2021. Besucht am 27.01.2024.

40. Ritz E., Wiecek A. *Die Niere in der Bibel.* Deutsche Medizinische Wochenschrift. Thieme Verlag, Stuttgart; 2006; 131(51-52):2916-2919.

41. Vgl. Gutknecht L. *Cortisol: Was das Stresshormon macht und wie man es senkt.* https://www.foodspring.de/magazine/cortisol. Veröffentlicht o. J. Besucht am 27.01.2024.

42. Vgl. Kluge F., Seebold E. *Etymologisches Wörterbuch der deutschen Sprache.* De Gruyter, Berlin/Boston; 2011.

43. Vgl. Prof. Dr. Möller H. *Lampenfieber und Aufführungsängste sind nicht dasselbe! Üben & Musizieren*; 1999; Ausgabe 5/99.

44. Rode R. *Friedliches Boxen ist besser als blinde Wut.* https://seelenboxer.de/friedliches-boxen-ist-besser-als-blinde-wut/. Veröffentlicht 2023. Besucht am 21.04.2024.

45. Vgl. Hüter G. *Die Kraft des inneren Arztes – Selbstheilung.* Arte. Abgerufen unter: https://www.youtube.com/watch?v=M3O_hxmUmbI&feature=youtu.be. Veröffentlicht 2014. Besucht am 27.01.2024.

46. Vgl. Heim C. *Wieso bekommt man weiche Knie?* https://www.fitforfun.de/wissen/wieso-bekommt-man-weiche-knie-259834.html. Veröffentlicht 2017. Besucht am 27.01.2024.

47. Vgl. Löwe P.B. *Warum bekommt man weiche Knie, wenn man sich fürchtet?* https://www.abendblatt.de/ratgeber/wissen/article124094574/Warum-bekommt-man-weiche-Knie-wenn-man-sich-fuerchtet.html. Veröffentlicht 2014. Besucht am 27.01.2024.

48. Vgl. Baumert J., von Schönhueb D. *Die Herkunft medizinische Redewendungen.* http://fami.osz-louise-schroeder.de/Projekt_Medizinische_Redewendungen.pdf. Veröffentlicht 2014. Besucht am 27.01.2024.

49. Greiner R. *Loslassen meint »zu leben«*. https://www.heiligenfeld.de/blog/loslassen-meint-zu-leben. Veröffentlicht 2015. Besucht am 21.04.2024.

50. Vgl. Fuchs C. *Placebo in der Medizin*. Deutsches Ärzteblatt; *Deutscher Ärzteverlag GmbH, Berlin, Köln;* 2011; 107:B1253-1257.

51. Vgl. ARTE Themenabend: *Die Heilkraft des inneren Arztes*. https://www.youtube.com/watch?v=M3O_hxmUmbI. Veröffentlicht 2014. Besucht am 27.01.2024.

52. Vgl. Kleine-Borgmann J., Bingel U. *Der Placeboeffekt in der Schmerztherapie – für den klinischen Alltag nutzbar? Ja, unbedingt!* Aktuelle Rheumatologie. Thieme Verlag, Stuttgart; 2020; 45(05):453-459.

53. Vgl. Hörner R. *Was der Parasympathikus mit der Immunabwehr zu tun hat und wie Yin Yoga und Breathwork Dein Immunsystem stärken können.* https://yogacircle-berlin.de/wie-yin-yoga-und-breathwork-dein-immunsystem-staerken-koennen/. Veröffentlicht 2020. Besucht am 27.01.2024.

54. Vgl. Speitel A. *Der Darm: Sitz des Immunsystems.* https://www.minimed.at/medizinische-themen/stoffwechsel-verdauung/darm-immunsystem/. Veröffentlicht 2018. Besucht am 27.01.2024.

55. Hernstein Institut für Management und Leadership. *Fehlerkultur und Selbstorganisation in Unternehmen.* https://www.hernstein.at/newsroom/management-report/fehlerkultur-und-selbstorganisation-in-unternehmen/. Veröffentlicht 2017. Besucht am 24.04.2024.

56. Vgl. Wikipedia-Autoren. *»Atlas (Mythologie)«.* https://de.wikipedia.org/wiki/Atlas_(Mythologie). Veröffentlicht 2021. Besucht am 24.04.2024.

57. Schwab G. *Sagen des klassischen Altertums.* Jazzybee Verlag, Loschberg; 2012.

58. Vgl. Clemens H. J. *Das Kopfgewicht des Menschen — ein biomechanisches Problem.* Archiv für orthopädische und Unfall-Chirurgie, mit besonderer Berücksichtigung der Frakturenlehre und der orthopädisch-chirurgischen Technik. *J. F. Bergmann, München;* 1972; 73(3):220-228.

59. Vgl. Zeller A. *Halswirbel und Wirbelsäule – Atlaslogie unter der Lupe.* https://www.avogel.ch/de/ihre-gesundheit/gesundheitsthemen/atlas-der-titan-im-nacken.php. Veröffentlicht 2016. Besucht am 27.01.2024.

60. Vgl. Knüppel M., Jeschke M., Dolff K. *Atlas/Axis – Beschwerden in der oberen Halswirbelsäule.* https://nw-chiropraktoren.de/2020/12/10/atlas-axis-funktion-beschwerden/. Veröffentlicht o. J. Besucht am 27.01.2024.

61. Essig R.-B. *Etwas auf die leichte Schulter nehmen.* https://www.deutschlandfunkkultur.de/etwas-auf-die-leichte-schulter-nehmen.1306.de.html?dram:article_id=193546. Veröffentlicht 2008. Besucht am 27.01.2024.

62. Vgl. Neukirch C. *Die Metapher - Vom Umgang mit Sprachbildern.* Podcast. Abgerufen unter: https://www.br.de/radio/bayern2/sendungen/radiowissen/metapher-kommunikation-sprachwissenschaft-100.html. Veröffentlicht 2021. Abgerufen am 27.01.2024.

63. Vgl. Jähnig T. *Morbus Herzeleid.* Via medici. Thieme Verlag, Stuttgart; 2013; 18(02):46-47.

64. Plasse W. *Charlie Chaplin - Biografie.* G+J Medien GmbH, GEOlino. https://www.geo.de/geolino/mensch/1242-rtkl-biografie-charlie-chaplin. Veröffentlicht o. J. Besucht am 21.04.2024.

65. Vgl. IKK classic. *Hochstapler-Syndrom: Ist das mein Verdienst oder hatte ich einfach Glück?* https://www.ikk-classic.de/gesund-machen/arbeiten/hochstapler-syndrom. Veröffentlicht o. J. Besucht am 27.01.2024.

66. Vgl. Redensarten-Index. Eintrag: *»bis über beide Ohren verliebt sein«.* https://www.redensarten-index.de/suche.php?suchbegriff=~~jemand%20ist%20bis%20%C3%BCber%20beide%20Ohren%20verliebt&bool=relevanz&gawoe=an&suchspalte%5b%5d=rart_ou&suchspalte%5b%5d=rart_varianten_ou. Veröffentlicht o. J. Besucht am 27.01.2024.

67. Vgl. Converse F. *The House of Prayer.* Read Book, Redditch; 2007.

68. Vgl. Kokoska T. *Das kribbelt so schön.* https://www.fr.de/fr7/kribbelt-schoen-11080923.html. Veröffentlicht 2017. Besucht am 27.01.2024.

69. Schorsch A. *Woher kommt das Schmetterlingsgefühl?* https://www.n-tv.de/wissen/frageantwort/Woher-kommt-das-Schmetterlingsgefuehl-article17722906.html. Veröffentlicht 2016. Besucht am 27.01.2024.

70. Ammon F. *Kleine Dumm- und Weisheiten zum Schmunzeln und Nachdenken.* Books on Demand GmbH, Norderstedt; 2008.

71. Vgl. Prof. Dr. Möller H., Popova D. *Der Hürdenlauf zum Orchestermusiker – Sozialisation, Ausbildung und Berufseinstieg*, Musikphysiologie und Musikermedizin, Dresden; 2011,18. Jg., Nr. 2.

72. Vgl. Gesellschaft für deutsche Sprache e. V. *Wort des Jahres.* https://gfds.de/aktionen/wort-des-jahres/. Veröffentlicht o. J. Besucht am 27.01.2024.

73. Vgl. Birkenbihl V. *Wie Sie jetzt NICHT durchdrehen | Nicht zum Opfer werden | Anti-Ärger* | Vera F. Birkenbihl #4. https://youtu.be/B8lheZiVyMo. Veröffentlicht 2020. Besucht am 27.01.2024.

74. Dr. med. Irmey G. *Die Macht der Worte: Wie Sprache Gesundheit beeinflusst.* Gesellschaft für Biologische Krebsabwehr e.V. https://www.biokrebs.de/artikel/die-macht-der-worte-wie-sprache-gesundheit-beeinflusst. Veröffentlicht o. J. Besucht am 27.01.2024.

75. Vgl. Ennenbach M. *Psychosomatik ist die Art und Weise wie wir alle funktionieren.* Windpferd Verlagsgesellschaft, Aitrang; 2016.

76. Vgl. Wedekind C., Seebeck T., Bettens F., Paepke A. J. *MHC-dependent mate preferences in humans.* Proc Biol Sci.; 1995.

77. Vgl. Grammer K, Jütte A. *Der Krieg der Düfte: Bedeutung der Pheromone für die menschliche Reproduktion*; Gynäkologisch-geburtshilfliche Rundschau. Karger Verlag, Basel. 1997.

78. von Kleist H. *Der zerbrochene Krug.* https://www.denkschatz.de/zitate/Heinrich-von-Kleist/Zum-Stolpern-brauchts-nicht-mehr-als-Fuss. Veröffentlicht o. J. Besucht am 21.04.2024.

79. Vgl. Klausner M. *Wenn man den Boden unter den Füßen nicht mehr spürt.* Goethe-Universität, Frankfurt am Main. https://www.researchgate.net/publication/322627149_Wenn_man_den_Boden_unter_den_Fussen_nicht_mehr_spurt. Veröffentlicht 2016. Besucht am 27.01.2024.

80. Vgl. Peseschkian N. *Warum mich heute jemand ärgern sollte.* https://youtu.be/H1l6weKW5fs. Veröffentlicht 2014. Besucht am 27.01.2024.

81. Vgl. Kassenärztliche Bundesvereinigung. *Formulare für die Psychotherapie – Mustersammlung Psychotherapie – Ambulante Psychotherapie in der*

Gesetzlichen Krankenversicherung. https://www.kbv.de/html/27068.php. Veröffentlicht 2023. Besucht am 27.03.2024.

82. Vgl. Deutsche Gesellschaft für Systemische Therapie BuFeV. *Systemische Therapie.* https://www.therapie.de/psyche/info/index/therapie/systemische-therapie/. Veröffentlicht 2016. Besucht am 27.01.2024.

83. Vgl. Dobmeier J. *Gesprächstherapie.* https://www.netdoktor.de/therapien/psychotherapie/gespraechstherapie/. Aktualisiert am 25.08.2021. Besucht am 27.01.2024.

84. Vgl. Bundesverband Deutscher Psychologinnen und Psychologen e.V. *Erste Schritte – ein Handlungsleitfaden in 7 Schritten für den Weg zur richtigen Psychotherapie.* https://www.psychotherapiesuche.de/pid/ersteschritte. Veröffentlicht o. J. Besucht am 27.01.2024.

85. Vgl. Kugelstadt A. *»Dann ist das wohl psychosomatisch!«: Wenn Körper und Seele SOS senden und die Ärzte einfach nichts finden - Alles zur Psychosomatischen Medizin.* Mosaik Verlag, München; 2020.

86. Vgl. Franke-Gricksch N. *Eine kurze Einführung in die Polyvagal-Theorie.* https://hrv-herzratenvariabilität.de/2019/03/eine-kurze-einfuehrung-in-die-polyvagal-theorie/. Veröffentlicht 2019. Besucht am 27.01.2024.

87. Vgl. Giuliani F. *Positive Psychologie.* http://www.positive-psychologie.ch/?page_id=24. Veröffentlicht o. J. Besucht am 27.01.2024.

88. Vgl. Sonnenmoser M. *Positive Psychotherapie: Positive Emotionen, Engagement und Lebenssinn.* Deutsches Ärzteblatt International; Deutscher Ärzteverlag GmbH, Berlin, Köln; 2007; 6(7):-312-.

Weitere Verlagspublikationen

»Immer wieder balanciert das Wunderwerk Körper die Billionen von Zellen aus, sodass Sie wieder in die Gesundheit gelangen können. Irgendwann jedoch ist dieses Fass voll. Da geht nichts mehr mit Kompensieren, sondern da hilft nur noch der Alarmknopf.«

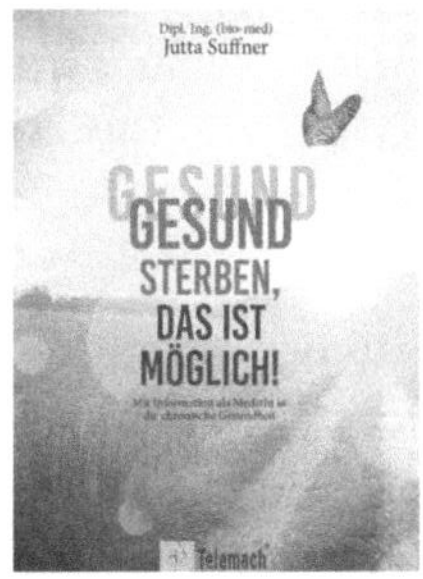

Jutta Suffner
Gesund sterben, das ist möglich!
Mit Information als Medizin in die chronische Gesundheit
196 Seiten
Telemach-Verlag
ISBN: 978-3-98641-040-7
€ 19,99 [DE]

Unsere Sinne werden heutzutage mit Informationen aus den verschiedensten Kanälen überflutet: Nachrichten, Filme, E-Mails, Social Media, Musik etc. Unsere Körper nehmen die unterschiedlichen Informationen auf und verarbeiten sie. Am Schluss hat diese Informationsflut einen erheblichen Einfluss auf uns und kann auch unsere Gesundheit schädigen.

Doch was passiert, wenn wir Informationen zu unserem gesundheitlichen Vorteil nutzen? Erfahren Sie in diesem Buch über den richtigen Umgang mit sich und Ihrem Umfeld, um Ihre Reise in die chronische Gesundheit zu starten. Jutta Suffner zeigt Ihnen, wie Sie Information als Medizin nutzen können und dabei lernen Sie, sich und Ihren Körper wertzuschätzen. Da die Autorin selbst aus der Schulmedizin kommt und durch eine massive Erkrankung erfahren durfte, dass ausgesuchte natürliche Informationen zur Heilung führen, kann sie Ihnen wertvolle Tipps für ein chronisch gesundes Leben geben. Wer weiß, welche wunderbaren Informationen Sie auf Ihrem Weg erwarten?

»Der Schlüssel zu einem guten Mentor ist es, den Menschen zu helfen, mehr von dem zu werden, der sie bereits sind – und nicht, sie mehr wie Dich zu machen.«
(Suze Orman)

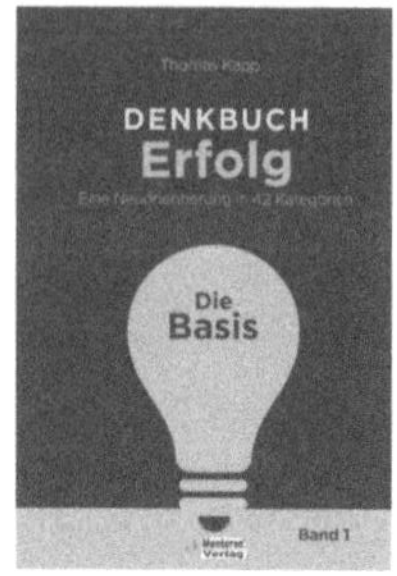

Thomas Kapp
DENKBUCH Erfolg - Die Basis
Eine Neuorientierung in 42 Kategorien
264 Seiten
Mentoren-Media-Verlag
ISBN: 978-3-98641-093-3
€ 24,99 [DE]

Streben Sie auch nach Erfolg und Glück? Die meisten Menschen tun dies in irgendeiner Form: Reichtum, Macht, Karriere, exotische Reisen, Gesundheit oder einfach ein intaktes Familienleben. Doch was ist Erfolg? Was ist Glück? Es gibt nun nicht die eine gültige Herangehensweise, die zu garantiertem Erfolg und Glück führt. Für den Autor Thomas Kapp gibt es keinen »Muster-Erfolg« im Leben und auch kein »Kochrezept« für den Erfolg. Denn wir Menschen sind einzigartig und Ihr Erfolg ist daher nur ganz persönlich und individuell möglich.

Thomas Kapp hat die »Kategorien« für den individuellen Erfolg herausgearbeitet und zerlegt die grundlegenden Erfolgselemente in ihre Einzelteile, damit Sie diese für sich wieder neu zusammenbauen können. Wird dadurch Erfolg verstehbar, lernbar oder gar planbar? »Ja, aber eben nur auf individueller Basis«, behauptet Thomas Kapp und stellt Ihnen in dieser vierbändigen Buchreihe die 42 Kategorien des Erfolgs in verständlicher und gut strukturierter Form vor. Er nimmt Sie auf eine Abenteuerreise mit und verschafft Ihnen dadurch mehr Orientierung in einer immer verrückteren Welt, mehr Erfolgschancen, mehr Gelassenheit sowie deutlich weniger Stress.

»Weizen, Milchprodukte, Eier, Fruchtzucker, Milchzucker, Gluten … Die Auflistung ist unendlich lang. Immer mehr Leute scheinen unter Nahrungsmittelunverträglichkeiten zu leiden […] Eine von mehreren möglichen Ursachen ist eine Stoffwechselschwäche, die immer häufiger aufzutreten scheint: die Hämopyrrollaktamurie, kurz HPU.«

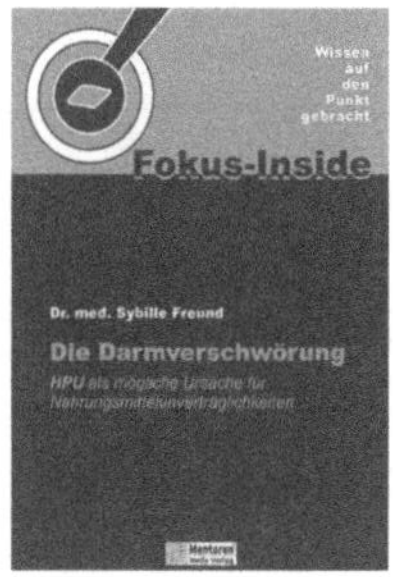

Dr. med. Sibylle Freund
Die Darmverschwörung
HPU als mögliche Ursache für
Nahrungsmittelunverträglichkeiten
124 Seiten
Mentoren-Media-Verlag
ISBN: 978-3-98641-069-8
€ 14,99 [DE]

Immer mehr Menschen leiden heutzutage an einer Nahrungsmittelunverträglichkeit. Gleichzeitig kommen ständig neue Produkte auf den Markt, die scheinbar die Antwort auf diese gesundheitliche Entwicklung liefern. Viele Betroffene stellen ihre Ernährung komplett um. Jedoch können sich Nahrungsmittelunverträglichkeiten weiterentwickeln. Wie können diese also nachhaltig behandelt werden?

Eine von vielen möglichen Ursachen ist die Stoffwechselschwäche HPU, die als Entgiftungsstörung eine Intoleranz gegenüber Nahrungsmitteln hervorrufen kann. Dr. med. Sybille Freund zeigt, was es mit der Entgiftung wirklich auf sich hat, welche Folgen eine Störung auf den Darm haben kann und wie sich daraus Nahrungsmittelunverträglichkeiten entfalten können.

Diese Buchreihe möchte Sie zum aktiven Nachdenken anregen. Sie selbst müssen denken, um Ihr Bewusstsein zu vergrößern.

»Es stellt sich an dieser Stelle die Frage, ob die menschliche Spezies grundsätzlich nach dem Prinzip >Entweder ich oder die anderen< funktioniert. Waren wir schon immer so egoistisch, ohne Rücksicht auf unsere Mitmenschen, oder ist das ein unvermeidlicher Entwicklungsschritt in unserer modernen Welt?«

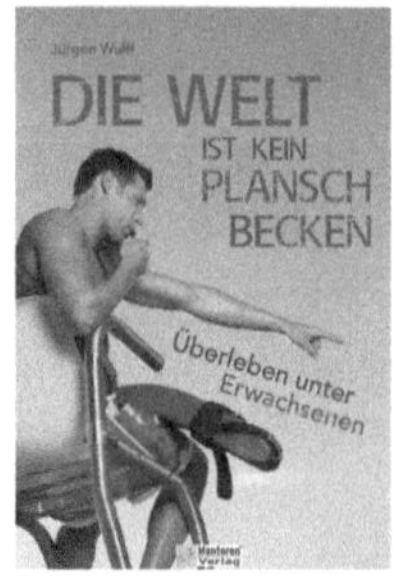

Jürgen Wulff
Die Welt ist kein Planschbecken
Überleben unter Erwachsenen
300 Seiten
Mentoren-Media-Verlag
ISBN: 978-3-98641-048-3
€ 24,95 [DE]

Die Welt ist nicht immer so freundlich, wie wir es uns wünschen oder wie sie manchmal erscheint. Sie ist kein harmloses Planschbecken, bei dem das Schlimmste, was Ihnen passieren kann, ein paar Spritzer kaltes Wasser sind. Hinter einem höflichen Lächeln oder einem scheinbar hilfsbereiten Angebot verbirgt sich oft ein Kampf um Einfluss, Macht, Geld, Beziehungen, Image und Zeit. Hier wird ohne Zögern getrickst, gelogen, manipuliert, die Wahrheit verdreht oder sogar gedroht und bestraft. Aber bedeutet das, dass Sie in diese harte Arena einsteigen und genauso rücksichtslos kämpfen müssen, um Ihre Ziele zu erreichen? Ganz sicher nicht.

Jürgen Wulff zeigt Ihnen, wie Sie die Spiele der Erwachsenen durchschauen und Ihre eigenen Werte, Positionen und Rechte stärken. Anhand vieler praktischer Beispiele lernen Sie die besten Techniken und erprobte Strategien kennen, um in schwierigen Situationen souverän zu bestehen – ob in Konflikten mit Kollegen, als Kunde oder in Ihrem persönlichen Umfeld. Sie erfahren, wie Sie unangenehme Gesprächspartner elegant handhaben, sich in Auseinandersetzungen behaupten und unfaire Spielchen geschickt kontern. Dieses Buch ist Ihr Wegweiser, um für sich selbst einzustehen und sich nicht länger übervorteilen zu lassen.